my News explica!

# Sistema Imunológico e Vacinas

Gustavo Cabral

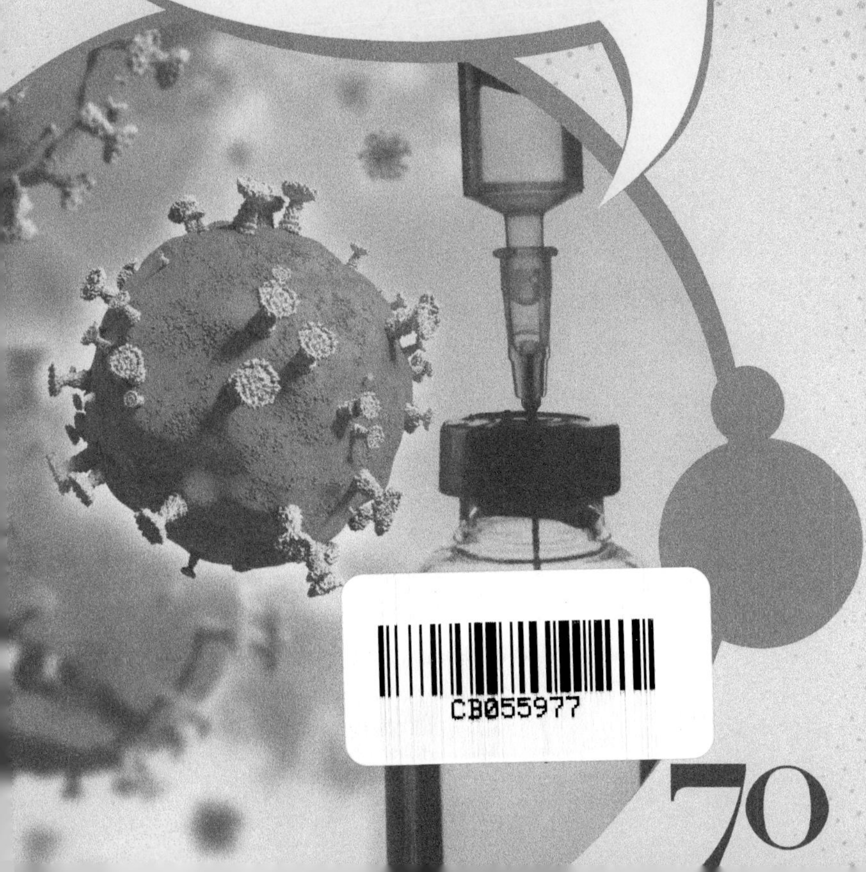



70

myNews explica!

# Sistema Imunológico e Vacinas

Gustavo Cabral

70

**MYNEWS EXPLICA SISTEMA IMUNOLÓGICO E VACINAS**

AUTOR: Gustavo Cabral

DIRETOR DA ALMEDINA BRASIL: Rodrigo Mentz
EDITOR DE CIÊNCIAS SOCIAIS E HUMANAS E LITERATURA: Marco Pace
COORDENADORAS DA COLEÇÃO MYNEWS EXPLICA: Gabriela Lisboa e Mara Luquet
ASSISTENTES EDITORIAIS: Larissa Nogueira e Rafael Fulanetti
ESTAGIÁRIA DE PRODUÇÃO: Laura Roberti

REVISÃO: Sol Coelho e Luciana Boni
DIAGRAMAÇÃO: Almedina
DESIGN DE CAPA: Roberta Bassanetto
IMAGEM DE CAPA: Freepik

ISBN: 9786554270380
Janeiro, 2023

Dados Internacionais de Catalogação na Publicação (CIP)
(Câmara Brasileira do Livro, SP, Brasil)

---

Cabral, Gustavo
MyNews explica : sistema imunológico e vacinas
Gustavo Cabral. – São Paulo, SP : Edições 70, 2023.

ISBN 978-65-5427-038-0

1. Saúde pública 2. Sistema imunológico 3. Vacinas I. Título.

22-132105 22-132105

---

Índices para catálogo sistemático:

1. Sistema imunológico : Vacinas : Prevenção de doenças : Ciências médicas 613

Eliete Marques da Silva – Bibliotecária – CRB-8/9380

Este livro segue as regras do novo Acordo Ortográfico da Língua Portuguesa (1990).



EDITORA: Almedina Brasil
Rua José Maria Lisboa, 860, Conj. 131 e 132, Jardim Paulista | 01423-001 São Paulo | Brasil
www.almedina.com.br

# Apresentação

Zelar pela informação correta de boa qualidade com fontes impecáveis é missão do jornalista. E nós no MyNews levamos isso muito a sério. No século 21, nosso desafio é saber combinar as tradicionais e inovadoras mídias criando um caldo de cultura que ultrapassa barreiras.

A nova fronteira do jornalismo é conseguir combinar todos esses caminhos para que nossa audiência esteja sempre bem atendida quando o assunto é conhecimento, informação e análise.

Confiantes de que nós estaremos sempre atentos e vigilantes, o MyNews foi criado com o objetivo de ser plural e um *hub* de pensamentos que serve como catalisador de debates e ideias para encontrar respostas aos novos desafios, sejam eles econômicos, políticos, culturais, tecnológicos, geopolíticos, enfim, respostas para a vida no planeta nestes tempos tão estranhos.

A parceria com a Almedina para lançar a coleção MyNews Explica vem de uma convergência de propósitos.

A editora que nasceu em Coimbra e ganhou o mundo lusófono compartilha da mesma filosofia e compromisso com o rigor da informação e conhecimento. É reconhecida pelo seu acervo de autores e títulos que figuram no panteão de fontes confiáveis, medalhões em seus campos de excelência.

A coleção MyNews Explica quer estar ao seu lado para desbravar os caminhos de todas as áreas do conhecimento.

MARA LUQUET

# Prefácio

Costumo dizer que o planeta Terra se tornou "habitável" para a humanidade por causa da vacinação. Claro que esta afirmativa gera a impressão de que eu quero desconsiderar toda a nossa história e a nossa sobrevivência como uma espécie que tem centenas de milhares de anos se adaptando e sobrevivendo, apesar de todas as adversidades. Bom, o que quero com essa fala é chamar atenção para o fato de que sobreviver é muito pouco, pois merecemos uma vida com qualidade nos mais diversos aspectos. E é por causa das vacinas que temos condições de viver e lutar por uma vida digna, pessoal e socialmente.

Vamos nos aprofundar um pouco mais sobre isso, citando um dado importante: apesar de termos centenas de milhares de anos como espécie, até o começo do século XX o tempo médio de vida que nós, seres humanos, tínhamos, girava em torno de trinta anos até o final do século XIX e no início do século XX a expectativa média começou a aumentar. Mas, em 1900 era de pouco mais de 30 anos...

Estou falando que, há poucas gerações, o tempo médio de vida da humanidade era menor que trinta anos, idade que hoje consideramos o ápice da juvenilidade adulta!

Porém, no começo do século XX, as coisas começaram a mudar, a ponto de hoje nós termos uma expectativa de vida acima de setenta aos, mesmo em uma sociedade tão injusta, onde poucos tem tantos recursos, enquanto muitos morrem de forme.

Claro que para alcançarmos a longevidade que temos existem diversos fatores envolvidos, mas para que fosse possível gerar esse resultado, a grande luta que precisávamos, e ainda precisamos, ter é para combater doenças transmissíveis que quase dizimaram populações inteiras, como a varíola, a peste bubônica e, mais recentemente, a Covid-19, entre outras.

O início da vitória contra as doenças que têm causado epidemias mortíferas não tem uma data definida, mas tem uma arma muito bem construída, que é a vacina. Só para se ter uma ideia, a varíola, doença para a qual surgiu a primeira vacina (discuto sobre a história das vacinas neste livro), é uma enfermidade milenar, com registros que datam de antes da era cristã e que, só no século XX, levou à fatalidade mais de 300 milhões de pessoas. Graças à vacinação, em 1980, a varíola foi declarada oficialmente extinta pela Organização Mundial de Saúde.

Vamos um pouco além com a vacinação. Cito mais exemplos vitoriosos que tivemos aqui no Brasil no século passado. No começo do século XX, o genial Prof. Dr. Oswaldo Cruz montou estratégias de combate à febre amarela e à peste bubônica, duas doenças devastadoras. Esta última, inclusive, foi considerada por muito tempo como um castigo divino. Bom, na ciência a gente não foca no castigo, mas sim no presente divino que nos dá inteligência para combater os males que afetam a humanidade.

Com inteligência para fazer ciência, a tecnologia vacinal evoluiu a ponto de termos diversas campanhas de vacinação extremamente eficientes na segunda metade do século XX, como a para combater a poliomielite, que pode causar a paralisia infantil. E fomos muito além, com diversas campanhas de vacinação como a da imunização com a vacina BCG, para o combate à tuberculose; da vacinação contra a meningite meningocócica; da vacina contra o tétano, que posteriormente foi ampliada para a dupla bacteriana, que inclui também o toxoide diftérico; a Campanha Nacional Contra a Gripe etc. E o século XXI inseriu diversas outras campanhas inovadoras, como a tetravalente que combina vacinas para o combate à difteria, tétano, coqueluche e *Haemophilus influenzae* tipo b (Hib); assim como para a eliminação da rubéola e de dois vírus responsáveis pelo acometimento de cânceres, como o papiloma vírus humano e o vírus da hepatite B. Além, claro, da campanha de combate à pandemia da Covid-19 que, apesar de ainda não ter acabado no momento em que este livro era escrito, já apresentou muitos avanços e, consequentemente, salvou muitas vidas. Essas vacinas e muitas outras são encontradas no Programa Nacional de Imunizações, disponíveis anualmente. É de extrema importância que todos o acompanhemos para mantermos nossas vacinas em dias.

Hoje em dia digo com a maior segurança que conseguimos ter um mundo globalizado, com pessoas podendo explorar "os quatro cantos desse planeta" sem o medo constante de levar e trazer doenças transmissíveis, devido ao avanço científico para a criação de vacinas eficazes e seguras. O campo das vacinas evoluiu bastante graças ao nosso maior entendimento do sistema imunológico e ao aperfeiçoamento de diversas tecnologias, como as técnicas de engenharia genética, biologia celular e molecular, bioquímica, etc. Espero que além do desenvolvimento científico, tenhamos um desenvolvimento humano social para compreender que a vacina é um pacto social, que gera proteção além do individual, pois assim a segurança social será muito maior. Consequentemente, vamos poder continuar viajando para diversas partes desse planeta sem o medo constante de transmissão de doenças que possam afetar terrivelmente a humanidade. Com isso, será possível viver por muito mais tempo e em segurança.

Porém, é hipocrisia falar de qualquer assunto que envolve saúde pública sem levar em consideração as condições básicas de vida, como alimentação. Sim, temos que falar sobre isso, pois o sistema imunológico funciona bem quando temos os nutrientes necessários. Como consequência, a vacina será muito mais eficiente em gerar uma imunidade protetora. Não temos como construir uma história digna quando passamos fome. E digo mais, só romantiza a pobreza quem nunca foi pobre e passou dificuldades básicas de sobrevivência.

Voltando para a parte científica do desenvolvimento vacinal, é importante ficar claro que, para desenvolvermos vacinas com maior eficácia, rapidez e segurança, é necessário entender muito bem como o sistema imunológico funciona.

Dessa forma, na proposta de escrita deste livro, antes de falarmos sobre as vacinas e suas tecnologias, primeiro foi feito um texto introdutório sobre o sistema imunológico, para melhorar a compreensão sobre vacinas. Falando em sistema imune, discuto sobre as formas de imunidade e seus componentes, assim como os tipos de imunização, e falo, também, sobre os nutrientes necessários para termos uma imunidade forte. Com isso, fica mais fácil de compreender como a Natureza conecta tudo de forma perfeita, para conhecermos e gerarmos produtos tão maravilhosos como as vacinas.

Depois de entender essa primeira parte, eu te conduzo a uma viagem na história e no progresso do desenvolvimento de vacinas, e em como o conhecimento foi moldando os pensamentos e ações dos cientistas. Entender os fatos históricos mais importantes te fará compreender melhor as atuais pesquisas relacionadas ao desenvolvimento das vacinas. Com isso, fica fácil o entendimento sobre cada tecnologia aplicada para a criação das vacinas e o que podemos esperar de cada formulação, tendo como base o conhecimento construído no decorrer da história científica experimental e observacional. E, claro, todo desenvolvimento de uma vacina deve passar por etapas que são metódicas e cujo cumprimento é de extrema importância, para que o resultado seja confiável e aplicável. Assim, concluo este livro com a explanação das etapas de testes das vacinas, desde as fases pré-clínicas até às fases clínicas, ou seja, em seres humanos, assim como o licenciamento vacinal e o acompanhamento pós-licenciamento.

Antes de começar o livro falando dos tópicos supracitados, quero aproveitar o prefácio para me apresentar cientificamente, além do pessoal, pois acredito que, tão importante quando o conhecimento, é a forma de como e por quem será compartilhado. Veja, se dermos "um google" sobre qualquer assunto, aparecerão diversas fontes informativas. No entanto, nem todas são confiáveis ou de fácil compreensão. Neste livro, o objetivo não é "cuspir informações" complicadas e/ou chatas de entender. Por isso, pretendo apresentar no decorrer desta obra os temas aqui propostos de maneira leve e interativa, sem deixar os rigores científicos de lado. E faço isso pois acredito que há uma enorme necessidade de compartilhar o conhecimento científico para o máximo de pessoas possível, de forma simples e acessível, para que a ciência não fique restrita a um pequeno e seleto grupo de pessoas que puderam fazer uma carreira acadêmica na ciência.

Falo isso com propriedade acadêmica e após muita luta para conseguir construir uma carreira de sucesso, estudando em diversas universidades de prestígio no Brasil e no exterior, o que me possibilitou liderar grupos de pesquisa para o desenvolvimento tecnológico de vacinas, assim como de diagnósticos usando tecnologias avançadas, e para a produção de imunobiológicos com fins terapêuticos, como anticorpos monoclonais.

É importante falar da formação acadêmica para entender que diversos detalhes técnicos que compartilho foram obtidos através de muito estudo e experiência prática no período de formação. Contudo, que a titulação não soe como arrogância, pois além do "Doutor Cientista", em meu caso, tem um cara simples, de família humilde, que lutou muito para conseguir estudar. Por isso, quero falar um pouco sobre o Ser Humano que sou, e mostrar como tudo em nossas vidas podem ser transformados com o melhor dos propósitos.

Quem já me ouviu falar em algum momento pode afirmar facilmente que sou nordestino, devido ao meu sotaque carregado. Mas falar que sou nordestino é muito subjetivo, pois o Nordeste é muito grande e diverso. Então, quero falar que nasci no sertão da Bahia, numa família de pessoas humildes, e tive uma infância trabalhando em feiras públicas e na roça. Até que, aos quinze anos, resolvi sair de casa para morar sozinho e trabalhar. Saí de casa e morei só, em uma cidade diferente da que nasci, por quatro anos, mantendo-me através do trabalho em açougues públicos. Com isso, dá para perceber que não tive a cultura nem interesse nos estudos, assim como, quando saí de casa, não tive mais tempo para ir para a escola, pois acordava entre 3h e 4h da manhã para sair para o trabalho, retornando para casa à tarde, muito cansado. O resultado disso foi ter cursado três anos a oitava série, que hoje chamam de novo ano. Até que, no ano 2000, aos dezoito anos, eu estava entediado com a vida que tinha e passei a observar a sociedade com mais atenção e fui "capturado" pelas pessoas "estudadas" (assim que chamávamos pessoas que tinham boa instrução acadêmica). Percebi que elas tinham uma vida bacana, "melhor do que a minha", pois aparentavam ter estabilidade, "falavam bonito", se relacionava de maneira mais elegante etc. Vendo aquilo, fiquei interessado "naquela coisa" que chamam de educação e, simplificadamente, decidi que iria estudar!

Bom, quem me conhece sabe que, quando ponho uma coisa na cabeça e traço como objetivo, tem certeza de que o resultado será ainda melhor do que planejo, pois a dedicação é tão intensa que nada consegue me parar. E assim o fiz: depois daquele momento (em 2000), voltei para a escola para concluir a oitava série e cursar o ensino médio, enquanto trabalhava e juntava mais algum dinheiro. Apesar de conseguir evoluir com os estudos, percebia que não era nada demais, que se continuasse daquela maneira, trabalhando demais e estudando à noite, não me tornaria "um intelectual" cheio das riquezas. Dessa forma, resolvi vender o que tinha conseguido, como duas bancas de carne (meu comércio) e uma moto (meu transporte) e dedicar minha vida aos estudos. Claro que meus pais "queria me matar", achando que eu estava fazendo uma loucura, pois eu já tinha uma boa condição de vida e nós não tínhamos nenhuma história de sucesso com os estudos na família para servir de referência. A cultura era simplesmente trabalhar para sobreviver. Bom, apesar do amor aos meus coroas, naquele momento não me interessou a opinião deles, pois sobreviver é muito pouco. Então, como falei, vendi o que tinha e voltei para minha cidade natal, para morar com Painho e Mainha novamente, e utilizando o dinheiro que consegui e a ajuda deles, fui estudar o último ano do ensino médio em uma escola particular para tentar recuperar o que perdi na educação durante minha infância e adolescência, por falta de estudos.

Depois do ensino médio, fiz uma graduação em Ciências Biológicas, quando iniciei no mundo científico, através de pesquisas com doenças parasitárias em comunidades remanescentes de quilombo. Em seguida, fiz o Mestrado em Imunologia, depois fiz o Doutorado, também em Imunologia. Tudo aconteceu "muito rápido", com objetivos bem traçados, que me ajudaram a superar dificuldades que são difíceis de serem descritas. Por exemplo, durante a graduação na Universidade do Estado da Bahia, Painho e Mainha só ganhavam (ainda ganham) um salário mínimo, e não conseguiam me ajudar a ponto de eu ter uma alimentação digna, mesmo que fosse básica. Para compensar, busquei toda e qualquer oportunidade no mundo da ciência. A consequência foi maior do que conseguir algum dinheiro para me manter, pois isso me levou a passar no mestrado em Imunologia da Universidade Federal da Bahia, onde me dediquei bastante para não voltar a ter mais dificuldades básicas de vida. Bom, a dedicação me levou a passar no doutorado na Universidade de São Paulo, quando passei a sonhar ainda mais alto. E, claro, transformei os sonhos em objetivos e fui estudar no exterior, onde fiz três pós-doutorados, na Universidade de Oxford, Inglaterra, e na Universidade de Berna, Suíça.

Como falei, os títulos não são para soar como arrogância, nem que a lembrança do tempo de "pobreza" soe como vitimista, mas para mostrar uma realidade do Brasil e o quanto nós somos capazes, apesar das adversidades.

Dessa forma, acredito plenamente que o conhecimento científico pode e deve ser compartilhado e absorvido por qualquer pessoa que tenha interesse. Difícil? Talvez, mas impossível nem a pau!

Da mesma forma que aconteceu comigo, acredito que a ciência pode transformar a vida de muitas pessoas, pois com educação e ciência somos imparáveis. E, quando usamos o conhecimento científico de maneira correta, podemos servir à vida nas mais diversas formas, pois essa é a função da ciência.

Dessa forma, aproveito minha forma simples de me comunicar e uno à minha formação técnica científica para escrever este livro, de forma que a leitura seja prazerosa ao ponto de você olhar para assuntos que carregam a fama de serem difíceis, como a imunologia, e ver que isso pode ser compreendido de maneira leve e divertida.

# Sumário

# 1. É Necessário Conhecer o Sistema Imunológico para Entender as Vacinas

A compreensão de como o sistema imunológico funciona não é fácil, mas com certeza é possível, só depende de nossa didática ao compartilhar as informações e, claro, do interesse de quem quer entender o sistema que nos protege dos ataques de vidas invisíveis a olho nu, assim como de toxinas, do câncer etc.

Dessa forma, vou começar pedindo a você que imagine um ambiente perfeito para a perpetuação da vida, com uma boa temperatura, umidade, cheio de nutrientes etc. Bom, pense que tudo isso é encontrado no corpo vivo de um animal, como o corpo humano. Com isso, concluímos que ele se torna deleitável para as bactérias, os vírus ou parasitas viverem ou passarem parte de seu ciclo de vida. No entanto, pensemos também que, para uns viverem na "mordomia", outros podem não sobreviver tão bem assim, pois nem tudo no reino da vida vem de um convívio no qual ambos os seres conseguem se beneficiar mutuamente. Apesar disso, vale chamar atenção para o fato de que nossos corpos são repletos de microrganismos que sustentam nossa sobrevivência. Por exemplo, nós, seres humanos, desenvolvemos evolutivamente relações de mutualismo com as bactérias presentes no nosso intestino, que nos auxiliam na digestão dos alimentos que consumimos, além de diversas outras funções primordiais para nossa vida, enquanto elas dispõem de alimentos e um local úmido e aquecido para viverem. Mas, se elas saírem de determinada área de nossos corpos que é específica para elas, podem gerar um desconforto funcional e ativar o "exército" mais poderoso do planeta, o sistema imunológico. Bom, esse exército protetor trabalha sem descanso e é realmente letal e cirúrgico, porém muitas vezes ele funciona como a suprema corte, precisando de um estímulo para seu funcionamento. Um exemplo é quando aplicamos uma vacina e provocamos, assim, a reação do sistema imunitário. Porém, como acontece com o exército americano (já que estamos falado de exército poderoso e letal), o sistema imunológico pode ser extremamente danoso. Por isso, seu entendimento é necessário para que não gere sérios problemas de saúde ao intervirmos no sistema imune com vacinas ou medicamentos, por exemplo.

Para começar a compreender o sistema imune é sempre bom fazermos algumas perguntas. Por exemplo, já paramos para imaginar como o nosso corpo consegue se proteger de infecções? E como podemos melhorar nosso grande exército protetor?

Vamos pensar um pouco mais e questionar como o sistema imune consegue discernir o que é estranho, por exemplo um vírus ou uma bactéria, dos próprios compostos de nosso corpo?

Pois sabemos que, quando o sistema imunológico reconhece nosso corpo como estranho, lascou: pode gerar uma destruição horrível, como acontece com as chamadas doenças autoimunes. Ou seja, o sistema imunológico passa a atacar nossas próprias células, tecidos, órgãos.

No entanto, pensando que o sistema imunológico consegue discernir o que é estranho do que é próprio, podemos imaginar outra questão. Por exemplo, quando um vírus entra em nosso corpo, quais as "armas" que o sistema imune vai utilizar para combater o vírus?

Isso é de extrema importância, pois imagine se um ladrão entra em sua casa e a polícia chegar a tempo para impedir o assalto, o que essa polícia vai usar? Um canhão? Um spray de pimenta? Um revólver? Estou imaginando uma situação normal, ok? Não uma ação contra uma pessoa negra, onde muitas vezes usa-se de tanta violência que nos leva a questionar que se certos agressores tivessem uma bomba atômica usariam só por maldade.

Agora imagine outra situação, em que o exército russo invade um país (imaginem uma alta infecção bacteriana em nosso corpo). Como você acha que isso será respondido? Com um revólver? Canhões? Armas de destruição em massa?

Pois é, o sistema imunológico precisa distinguir o que é estranho do que é próprio, além de "mensurar" se o invasor pode representar perigo ao nosso organismo ou não, consequentemente, a resposta imunológica será feita adequadamente. Desta forma, é preciso compreender quais são os componentes do sistema imunológico, como ele diferencia o próprio do não próprio e como ele é ativado a ponto de gerar memória, para que, quando for atacado novamente, não demore muito tempo para responder ao invasor, e que o ataque seja cirúrgico.

Com tantas perguntas que parecem difíceis de serem respondidas, precisamos buscar maneiras de facilitar a compreensão da imunidade, para entender melhor as vacinas, e como cada tecnologia vacinal gera uma proteção diferente da outra.

Para facilitar a compreensão do sistema imune, vamos dividi-lo em duas partes: o sistema imunológico inato, ou seja, aquele com que já nascemos; e o sistema imunológico adaptativo, aquele que se adapta para as diferentes situações às quais o corpo possa ser exposto. Mas vale frisar que, na prática, essa divisão nem sempre é muito clara, pois sistema imune inato e adaptativo interagem tanto e possuem características/propriedades compartilhadas que, sob uma ótica sistêmica e integrativa, essa divisão surge muito mais como uma estratégica didática do que como a realidade funcional do sistema imunológico.

Além disso, vamos falar das necessidades que o sistema imune tem para trabalhar com eficiência, assim como os tipos de imunidade, a passiva e a ativa.

# 2. Sistema Imune Inato, o que Nasce com a Gente

Bom, já que associei as forças armadas ao sistema imune, continuarei assim, pois é fácil de imaginar a linha de frente formada por soldados e relacionar ao sistema imunológico inato, ou seja, aquele que primeiro responde a um ataque do inimigo e que, muitas vezes, é suficiente para eliminar o invasor. Porém, nem sempre consegue, pois muitas vezes precisa da equipe de inteligência, que se adapta ao tipo de inimigo e responde de forma mais específica e crucial. Nesse caso, estamos falando do sistema imune adaptativo, que abordaremos posteriormente.

Vale frisar que nascemos com um enorme arcabouço imunológico que nos protege de invasões por microrganismos prejudiciais à nossa saúde. E isso é fácil de notar. Por exemplo, um componente gigante do sistema imunológico é o tecido epitelial, que "cerca" todo nosso organismo e impede o acesso dos "bichinhos" que podem nos causar mal. Mas não vivemos em uma bolha, então podemos nos expor, por exemplo, a um machucado, e isso vai criar portas de entrada para bactérias e outros microrganismos, que precisam ser combatidos de forma rápida, mesmo que não específica. Então entram os soldados do sistema imune inato. Para chatear sua leitura, pois está fácil demais, vou citar os nomes de diversos soldados do sistema imune inato, tanto porque precisamos reconhecer a ação desses heróis de nosso corpo quanto para que saibamos que o sistema imunológico é muito amplo, o que não deveria dar margem para alguém, por exemplo, vir nos dizer que vai nos passar um composto qualquer para "melhorar o sistema imunológico". Se conhecermos a amplitude funcional da imunidade, perceberemos que muitas dessas recomendações, só nos fazem urinar mais caro, pois se nosso corpo não precisar desses produtos, eles serão liberados pela urina. No pior dos casos, pode nos causar algum problema de saúde.

Mas, vamos lá, suponha que uma pessoa sofreu um corte. Daí, conseguimos imaginar o sistema imunológico entrando em ação, com os "soldados" correndo para o local afetado. Note, o sistema imune não consegue, sem ir verificar, saber se houve uma invasão/infecção através de um corte em nosso corpo. Por isso, todo dano tecidual gera uma inflamação que possibilita o aumento da circulação para o local afetado, favorecendo, assim, a ativação e migração de leucócitos (vou falar deles daqui a pouco) no local afetado. Dessa forma, presuma que a inflamação é muito importante para defesa contra possíveis invasores. Porém, você pode perguntar, se nenhum "bichinho do mal" entrou em nosso corpo através do ferimento, qual a necessidade da inflamação? Bom, ela também é importante para a regeneração do tecido, da parte de nosso corpo que foi machucada. Dessa forma, agradeça a Deus ou à natureza pelo edema, a dor, a vermelhidão e o calor no local da inflamação, pois isso gera o acúmulo de fluidos e leucócitos nos tecidos afetados.

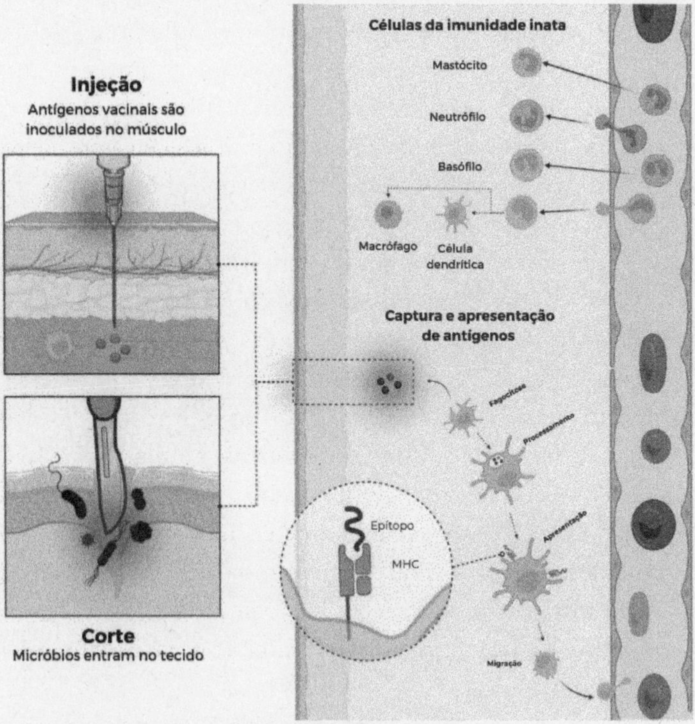


Figura 1 – **Imunidade inata.**

Agora vamos falar desses tais leucócitos, afinal, eles são os soldados mais eficientes da terra. Chegam matando o inimigo e passando informações para que a equipe especializada, formada por outros leucócitos, possa se preparar e agir caso a invasão/infecção se prolongue, e/ou para futuras infecções. Os leucócitos, também são chamados de glóbulos brancos. São as células que agem na defesa do nosso corpo contra diversos invasores, evitando o acometimento de doenças virais, como a Covid-19, bacterianas, como o tétano, ou causadas por protozoários parasitários, como a malária. Sim, eles conseguem evitar a enfermidade de muita gente, mas infelizmente nem sempre conseguem impedir que todos adoeçam, por isso é necessário ativar outros leucócitos, aqueles do sistema imune adaptativo. Mesmo assim, nem sempre é possível ativar essa parte do sistema imune especializado a tempo de nos proteger, por isso o ativamos antes com vacinas, para gerar memória e prepará-los para que ataquem de forma rápida, específica e eficaz.

Vamos "dar nome aos bois", aliás, aos leucócitos, pois eles têm diversas funções, algumas diferentes e, muitas vezes, complementares. Os leucócitos são os neutrófilos, monócitos, macrófagos, células dendríticas, células assassinas naturais — sim, existem células assassinas, e essas são para o nosso bem. Existem também os eosinófilos, os basófilos e os mastócitos, todos do sistema imunológico inato. Para chatear um pouco mais, há os leucócitos do sistema imune adaptativo: os linfócitos T e linfócitos B. Falarei sobre eles no próximo tópico.

Muitos nomes, não? Espero que tenha respondido que não, pois é muita vergonha na cara sabermos o nome de onze jogadores de um time de futebol, que mudam de clube o tempo todo, e achar difícil saber o nome de algumas células, menos do que a quantidade de jogadores de um time de futebol — e que são fiéis para salvar nossas vidas a todo momento! Então fique aqui e leia até o final, para saber sobre esse time de verdade, que não muda de clube por dinheiro algum.

Falarei primeiro dos três zagueiros, os neutrófilos, os macrófagos e as células dendríticas. Os neutrófilos são os apressadinhos, os primeiros a chegar no local de uma infecção, por exemplo. Quando alcançam o local, chegam fagocitando, ou seja, "comendo" microrganismos que lá estejam, como as bactérias. Além disso, têm grânulos com substâncias que são liberadas e fazem a lise, isto é, cortam a parede celular da bactéria. Quando olhamos para a "cara" deles, através de uma análise laboratorial, fica fácil de saber quem são, pois têm um núcleo característico, por isso os chamamos polimorfonucleares, células com múltiplas formas do núcleo. Eles são os leucócitos circulantes mais abundantes, os primeiros a chegar no local de uma infecção, como falei antes, e os primeiros a morrerem. Sabem quando olhamos para um local ferido em que começa a aparecer pus? Então, os neutrófilos são os principais componentes celulares do pus, mas os neutrófilos mortos, pois enquanto estão vivos, estão circulando e preparados para lutar e proteger nossos corpos.

Agora vamos falar dos macrófagos, pois essas são células espetaculares. Os macrófagos podem se diferenciar a partir dos monócitos (células mononucleares, ou seja, de núcleo único e bem caracterizado) que ficam circulando em nosso corpo. Mas não necessariamente os macrófagos serão derivados apenas dos monócitos, pois podem vir da fase embrionária. Bom, tendo sua produção e diferenciação, os macrófagos exercem algumas funções primordiais, como a ação fagocitária, que basicamente é o processo de comer moléculas, por exemplo microrganismos invasores ou até mesmo células mortas. Os macrófagos têm a capacidade de lise celular, fazem reparo tecidual, além de se conectar com o sistema imune adaptativo por exemplo, através da apresentação de antígenos. Sim, eles pegam o "bichinho", destroçam ele todinho e apresentam os pedaços para o sistema imune adaptativo para preparar as armas mais eficientes e direcionadas contra os invasores do mal. Os macrófagos usam "identidades" diferentes, dependendo do lugar. Se estiverem no sistema nervoso central, essas células serão chamadas de células da micróglia, se estiverem no fígado, de células de Kupffer, no pulmão, de macrófagos alveolares e na medula óssea, de osteoclastos. Esses são destaques importantes porque nós da ciência não podemos ficar para trás, temos que complicar para ficarmos parecidos com os pedigrees da língua portuguesa, com seus diversos nomes e regras da linguagem culta, que acabam gerando separação social, porque ser do povão é ser igual — e nem sempre certa parte da raça humana gosta de se igualar ao semelhante (esta afirmação contém sarcasmo e ironia).

No entanto, como sou chato, estou aqui para quebrar regras e facilitar o entendimento. Então, vamos falar das células dendríticas. O nome dessas células faz referência à sua forma, cheia de projeções, pois "parecem um polvo" para facilitar a captação de microrganismos. Juntamente com os macrófagos e linfócitos B (falarei deles mais tarde), as células dendríticas são potentes apresentadoras de antígenos. Aliás, elas são as maiorais, as soberanas, as melhores apresentadoras de antígenos profissionais. Elas captam os microrganismos, processam e apresentam para as células T do sistema imune adaptativo (outro tópico para mais adiante). Essas células são encontradas como precursoras em potenciais sítios de infecção, ou seja, estão ali como guardas, caso algum organismo invasor tente entrar onde não é chamado e onde nem queremos que ele apareça. Como dito, por terem longas projeções membranosas e alta capacidade fagocítica, são de extrema importância para a defesa primária. Além disso, são amplamente distribuídas em diversos tecidos, como o epitelial. Vale citar que essas projeções membranosas das células dendríticas são maravilhosas para pegar os microrganismos, mas para migrar no corpo, acabam atrapalhando. Por isso, quando as células dendríticas fagocitam um microrganismo, por exemplo, elas "perdem" essas projeções e migram para regiões do corpo, como os órgãos linfoides, para apresentar o que captaram às células do sistema imunológico adaptativo. Não esqueçam, as células dendríticas têm a função muito importante de conectar a imunidade inata com a adaptativa. Inclusive, elas são chamadas de células apresentadoras de antígenos (APCs — do inglês "*Antigen Presenting Cells*") profissionais, superespecializadas em pegar os "bichinhos" e apresentar pequenos pedaços deles (os antígenos) para as células do sistema imune adaptativo, mais especificamente as células T. Esse processo é muito importante para a criação da memória imunológica. Não esqueçam que a imunidade inata não gera memória, mas é de extrema importância para que o sistema imune adaptativo desenvolva memória e reaja com mais rapidez e eficiência em outros momentos em que nosso corpo entre em contato com o mesmo patógeno.

Já parou para pensar em como que essas células do sistema imune inato reconhecem um "bicho estranho"? Tipo uma bactéria ou vírus? Eu te digo que elas reconhecem padrões estruturais de moléculas encontradas nos patógenos.

Vamos continuar falando desse time que salva vidas. A bola da vez é a célula assassina natural, tradução do inglês, *natural killer (NK) cells*. Neste caso é importante colocar o nome dessas células em inglês, pois elas são geralmente chamadas de células NK. Foram bastante discutidas na mídia no período de pandemia da Covid-19, pois estudos têm evidenciado que elas ajudam a controlar a Covid-19, combatendo a infecção viral, por exemplo, destruindo células infectadas pelo Coronavírus, além de contribuir para uma ampla resposta do sistema imune. Pois é, as células assassinas naturais fazem parte do time do sistema imune inato e são extremamente importantes para combater infecções virais. O nome "células assassinas" vem da capacidade de matar outras células, como as infectadas por vírus e aquelas que sofreram mutações e podem se tornar cancerosas, gerando tumores. Além disso, como supracitado, as células NK podem eliminar uma infecção viral, matando as células infectadas pelos vírus. Vale chamar atenção ao fato de que os vírus são parasitas intracelulares obrigatórios, ou seja, precisam entrar nas células para poder proliferar, pois fora delas, são "lixos biológicos". Além de matar as células infectadas por vírus, as células NK têm a capacidade de moldar a resposta do sistema imune inato, assim como a do sistema imune adaptativo, através da produção de sinalizadores, que são moléculas chamadas de citocinas e quimiocinas. Isso faz com que outras células do sistema imune sejam ativadas e atraídas, por exemplo, para o local de uma infecção, onde poderão atacar os alvos, como exemplo, vírus invasores. Ou seja, essas são as assassinas que queremos em nossas vidas para lutar por nós.

Agora vamos falar de um trio de atacantes muito importante para nossas vidas, mas que, infelizmente, também pode fazer gol contra. A bola da vez são os mastócitos, basófilos e eosinófilos. Essas células estão envolvidas nas reações de hipersensibilidade e doenças alérgicas, por isso que falei que fazem gol contra. No entanto, não podemos viver sem elas. Eu as coloquei no mesmo grupo pois, apesar de terem suas próprias características e funções, esses três tipos celulares têm componentes semelhantes. Por exemplo, elas têm grânulos intracelulares cheios de componentes que combatem infecções microbianas e ativam a inflamação, fazendo assim com que o sistema imune responda de forma mais completa. Quando os produtos desses grânulos são liberados, podem matar vermes invasores, por exemplo, mas também são os componentes envolvidos nas respostas alérgicas. Por esse motivo, existem teorias científicas de que, quando a criança é exposta à natureza e tem contato com vermes, pode gerar uma resposta do sistema imune contra eles de uma forma que seja específica e não reaja contra alérgenos, como o pólen, por exemplo. Imaginem, que mal um pólen pode fazer por si só para nosso corpo? Nenhum! Infelizmente, essas substâncias alergênicas podem provocar reação de hipersensibilidade em pessoas suscetíveis, que têm essas células capazes de liberar as substâncias contidas nos grânulos, como a histamina, a prostaglandina, os leucotrienos e um monte de substâncias com palavras bonitas, mas que causam uma baita inflamação em determinados tecidos e órgãos, como no nariz, no pulmão, na pele, etc., gerando as terríveis rinite alérgica, asma, dermatites, e seus consequentes desconfortos, além de risco de vida. Quem aqui não conhece alguém que anda com uma bombinha (aparelho) para usar nas crises de asma? Ou que vez ou outra corre para tomar um anti-histamínico para urticária. Pois é, isso é para combater o que essas células liberam quando são ativadas, quando em excesso e contra algo que não representa qualquer perigo para nosso corpo. Imaginem, atacar exacerbadamente algo que não causa nenhum risco: isso afetará tudo em volta e gerará dano aos órgãos e tecidos.

Já que falei que esse é um trio de atacantes num time de futebol, vou colocar os mastócitos como os centroavantes, os avançados, que ficam no local para fazer os gols. Já os basófilos e eosinófilos são os atacantes de movimentação. Pois é, os mastócitos não são encontrados circulando, mas sim em tecidos do corpo, como no tecido epitelial e próximos a pequenos vasos sanguíneos. Os basófilos e os eosinófilos são granulócitos (grânulo + citos = células que contêm grânulos) do sangue, os atacantes que ficam circulando, se movimentando. Embora esses atacantes estejam circulando, quando há necessidade, eles migram para os tecidos para fazer os gols. Pois é, essas células podem ser chamadas para um local inflamado para lutar contra um possível inimigo, ajudar a manter a inflamação e recrutar outras células para o local. Vale ressaltar que os basófilos possuem um componente que é repleto nos mastócitos, que são receptores para ligar a anticorpos que estejam circulando nas áreas que eles estiverem. E isso é muito importante para que os mastócitos e os basófilos liberem os produtos contidos nos grânulos. Por exemplo, o anticorpo IgE (existem anticorpos de diferentes classes, de que falarei adiante) não é fácil de se encontrar circulando no corpo, mas sim sobre os mastócitos e basófilos. Dessa forma, quando esses anticorpos estão sobre essas células e se ligam a um micróbio, por exemplo, induzem a liberação de produtos que estão dentro dos seus grânulos, tipo a histamina. Mas se a garotada não tem contato com a natureza raiz (areia, barro...) e com micróbios em sua infância, não vai produzir esses anticorpos IgE específicos para os vermes, mas poderão produzir para alérgenos. Consequentemente, em posteriores contatos com o mesmo alérgeno, essas células vão ser ativadas e liberar os produtos que podem causar danos ao próprio corpo. Por isso, senhores responsáveis, não sejam chatos para impor que suas crianças tenham contato com a natureza, pois somos parte dela. Não estou dizendo que precisam deixar a molecada ir brincar de jogar futebol no fundo do hospital ou em lixões, para ficarem expostos a infecções que podem ser extremamente danosas. Mas uma brincadeirinha na areia, na lama etc., vai fazer muito bem ao sistema imune. Vale ressaltar que, também, existem os fatores genéticos para o desenvolvimento da alergia, mas essa questão da criança em contato com a natureza é uma importante situação que devemos considerar.

Para concluir essa breve introdução ao sistema imunológico inato, quero enfatizar que ele é de extrema importância para o combate inicial de uma infecção, além de ativar o sistema imunológico adaptativo de forma mais robusta e eficaz. Para isso, existem componentes, como as citocinas, produzidas por diversas células que são mediadores solúveis da imunidade e primordiais para a funcionalidade dos leucócitos, além de monitorar a resposta inflamatória, como atrair os leucócitos e outras células para o local da inflamação e mediar todos os aspectos do sistema imune inato e adaptativo. Claro que existem outros componentes do sistema imune inato, como o sistema complemento, pois estamos falando de vida, e nisso pode ter certeza de que sempre existirão coisas a mais para serem abordadas, mas no geral, essa compreensão da imunidade inata é de extrema importância para entender o sistema protetor de nossos corpos. Por último, entenda o seguinte, a forma que essa parte do sistema imune age no primeiro contato com um agente invasor é a mesma com que atuará no segundo contato, ou seja, ela não se especializa, ao contrário do sistema imune adaptativo, de que vamos falar agora.

# 3. A Imunidade que Se Adapta para Lutar Contra o Inimigo

Agora vamos conversar sobre os dois maravilhosos e inteligentes leucócitos. Aqueles que se adaptam para lutar contra qualquer tipo de ataque que seja danoso, como vírus, bactérias, protozoários, toxinas etc., e desenvolvem memória para atacar os mesmos inimigos de forma rápida, específica e extremamente eficiente, caso apareçam novamente em nossos corpos. Sim, temos esses maravilhosos leucócitos, chamados de linfócitos (ou células) B e T. Então aproveito para te pedir que coloque em sua cabeça e nunca mais tire: os linfócitos B são as únicas células do corpo que produzem os componentes mais conhecidos do sistema imune, os anticorpos. Essa é a parte do sistema imunológico adaptativo chamado de humoral, ou seja, a imunidade mediada por moléculas, tipo anticorpos secretados em fluidos corporais, ou humores. Existem diversos tipos de anticorpos, como IgM, IgD, IgG, IgA e IgE. Embora existam diferenças nas funções e distribuição dos anticorpos, no geral, eles têm a função de neutralizar um patógeno e impedir que eles infetem as células, ao mesmo tempo que contribui para que o microrganismo seja fagocitado. Alguns anticorpos também ativam o sistema complemento, que é parte do sistema imune inato, formado por uma cascata de enzimas, que são primordiais na luta contra infecções, etc.

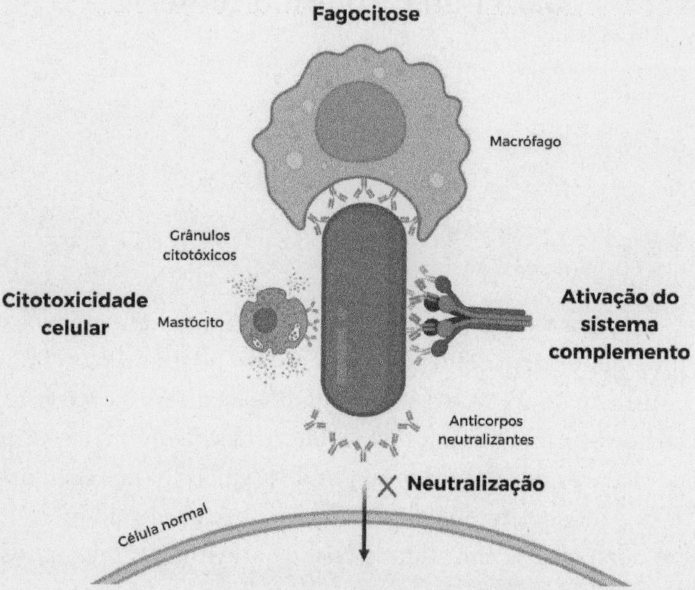


FIGURA 2 – **Mecanismos efetores dos anticorpos.**

Já as células T fazem parte da imunidade adaptativa celular. Essas células são chamadas assim pois sofrem maturação em um órgão chamado timo, localizado na região anterior e superior torácica, bem próximo ao coração. Essas células têm uma multiplicidade de características que conseguem definir, por exemplo, a quão eficiente e robusta será a imunidade humoral, assim como se conectam com o sistema imune inato e orquestram o padrão de resposta imunológica. Pois é, uma parte dessas células T, as chamadas T helper (Th), são as grandes maestras da resposta imune. O nome T helper foi dado a essa subclasse de células T devido à sua função de mediar e auxiliar a resposta de várias outras células do sistema imune. Elas também podem ser chamadas de células T CD4+, pois geralmente nós identificamos as células por seus marcadores, e essas células Th tem o marcador CD4+. Além das células Th, existe outra subclasse de células T que são efetoras. Elas podem, por exemplo, matar outras células infectadas por vírus. Essas são as chamadas células T citotóxicas. Também podem ser nomeadas de T CD8+, devido ao marcador CD+ que identifica essa subclasse de células T. Aproposito, lembrou de algum outro leucócito que faz esse papel de matar células infectadas, por exemplo? Não podemos esquecer das células assassinas naturais! Pois é, se o sistema imune está saudável, em perfeita harmonia, uma infecção viral terá "vida difícil" em nossos corpos, pois se escapar das células assassinas naturais do sistema imune inato, será pega pelas células T citotóxicas (T CD8+). Isso se o vírus não for pego antes de infectar as células de nosso corpo, por exemplo, por anticorpos, pois tenha isso em mente: os anticorpos atacam os microrganismos quando eles estão fora das células, ou seja, quando ainda não infectaram as células ou quando os micróbios "saíram" de uma célula para infectar outras. É nesse período em que um microrganismo está no fluido corporal que os anticorpos o pegam e o neutralizam, "algemam os invasores" que possam estar em nossos corpos. Agora, se os microrganismos infectarem as células, daí precisamos de outras armas, e é nesse momento que entram as células T CD8+ e/ou as células NK.

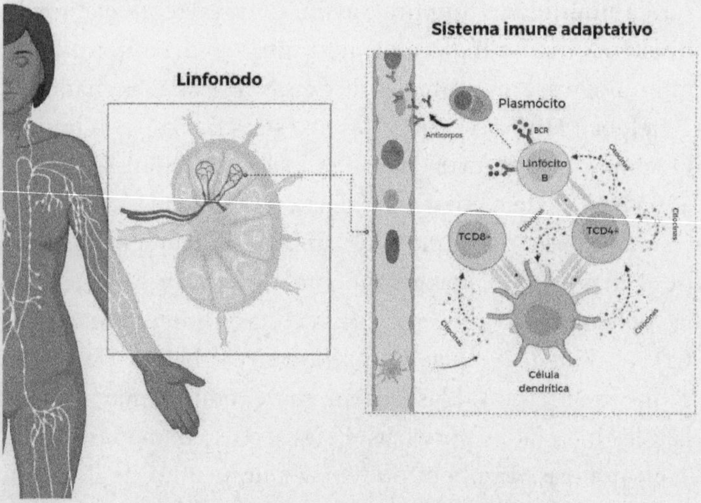


FIGURA 3 – **Imunidade adaptativa.**

Percebe como os componentes do sistema imune estão bem conectados? Que não é apenas com a ingestão de "uma substância milagrosa" que vamos "melhorar a imunidade", mas sim com a soma de condições que favoreçam o sistema imune a agir de forma coordenada e eficaz. Por isso, todos os nutrientes do corpo precisam estar em quantidades necessárias para que tenhamos um corpo saudável. Além disso, com uma cabeça sob controle, sem excesso de estresse prolongado, o organismo age em perfeita sintonia.

E sintonia é o que caracteriza as células T CD4+/T helper. Dessa forma, quando desenvolvemos uma vacina, precisamos ativá-las de forma precisa, para que ela se diferencie em T helper 1 (Th1) ou T helper 2 (Th2), por exemplo, e coordene a resposta imune em perfeita sintonia. E elas produzirão as citocinas corretas para estimular as células B a elaborar os melhores tipos de anticorpos, além de induzirem os leucócitos do sistema imune inato a atuarem de forma mais robusta. Adicionalmente, essas células produzirão citocinas que farão com que o sistema imune se retraia, entre em homeostase, volte ao descanso, pois não o queremos ativo de maneira exacerbada e por muito tempo. Isso é desnecessário e pode até ser perigoso. Claro que não são apenas as células T auxiliadoras que fazem a produção de citocinas, mas elas são as maravilhosas maestras do sistema imune. Inclusive, estimulam seus parceiros linfócitos T citotóxicos a matarem células infectadas. Por isso, muitas vezes precisamos montar vacinas que sejam capazes de estimular as células B a produzirem anticorpos, o que é relativamente fácil, assim como, a ativar as células T e os subtipos que desejamos, para que toda a resposta imunológica atue de forma coordenada a fim de obtermos uma vacina eficaz.

Há mais algumas características e componentes dos linfócitos B e T que valem muito a pena citar. Por exemplo, a forma com que eles reconhecem os antígenos, que são as substâncias ou parte dos microrganismos invasores capazes de estimular uma resposta imune. No caso dos linfócitos B, eles têm receptores em suas superfícies, chamados de BCR (do inglês "B-cell receptor", que se traduz para receptor de células B), que basicamente são anticorpos ligados à membrana capazes de reconhecer uma larga variedade de antígenos — desde proteínas a polissacarídeos, lipídios etc. que estejam circulando —, até as próprias bactérias, os vírus ou protozoários, por exemplo.

Perceba mais uma diferença dos linfócitos B com os T, pois estas são "células seletivas": só reconhecem antígenos quando são apresentados a eles. Além disso, elas são conhecidas pela "monogamia", só reconhecendo antígenos proteicos. Embora, "falam as más línguas" que existem contradições nessa afirmativa, e que as células T são mais sem vergonhas do que pensamos. O que chamo de "más línguas" na verdade são estudos que mostram o reconhecimento de antígenos lipídicos e carboidratos pelas células T. Assim sendo, que os linfócitos B são "sem vergonhas" declarados e que reconhecem e se conectam com "tudo que é estranho", isso todos sabemos, mas os linfócitos T também apresentam um pouco dessas características.

Existe outro lado nesse caso: quando somos muito seletivos, ficamos na mão e encalhados por mais tempo. Uma barreira das células T tem relação com localizar e reconhecer o antígeno, pois só reconhecem antígenos apresentados por outras células através de um tipo de molécula chamada Complexo Principal de Histocompatibilidade (MHC, do inglês: *major histocompatibility complex*), que em seres humanos são os chamados HLA (Antígenos Leucocitários Humanos). Essas moléculas, chamadas MHC de classe I, são usadas na apresentação de antígenos para as células T CD8+, enquanto as MHC de classe II são usadas para as células T CD4+. Já as células T utilizam seus receptores, chamados de TCR (do inglês "*T-cell receptor*", que se traduz para Receptor de células T), para reconhecer os antígenos.

Que confusão, hein? Não seria mais fácil os componentes do sistema imune reconhecer o que é estranho, avaliar o quanto perigoso isso pode ser e atacar de forma adequada?

Pois é, mas na natureza nem sempre é como queremos e a evolução não segue de forma linear e programada, mas sim através da adaptação de acordo com a exposição às intempéries de cada período e local.

Mesmo que tudo pareça uma "confusão", é muito importante saber tudo isso, pois a distribuição celular dessas moléculas pode nortear o funcionamento do sistema imunológico e, consequentemente, o desenvolvimento de vacinas capazes de modular a imunidade. Por exemplo, as moléculas de MHC classe I são expressas, de modo geral, nas células nucleadas (que têm núcleo — note, há células sem núcleo, como as hemácias). Dessa forma, a ativação do sistema imunológico pode ser feita por qualquer célula nucleada de nosso corpo. E isso é muito importante, pois os vírus e algumas bactérias intracelulares podem entrar em uma célula qualquer de nosso corpo, que não faça parte do sistema imune e, mesmo assim, essas células infectadas podem "pegar um pedacinho" (antígeno) desse microrganismo e apresentar para as células T citotóxicas através do MHC classe I. Com isso, as células T citotóxicas farão a função delas, que é matar a célula infectada, junto com tudo que está dentro dela, seja bactéria ou vírus, por exemplo. Enquanto isso, as moléculas do MHC de classe II são expressas nas células dendríticas, linfócitos B e macrófagos, ou seja, pelas células apresentadoras de antígenos. Veja, as células B também têm essa capacidade de apresentação de antígenos via MHC classe I e classe II, pois são células nucleadas (têm MHC I) e apresentadoras de antígenos (têm MHC II). Dessa forma, as APCs apresentam antígenos tanto para células T helper quanto para as células T citotóxicas. A expressão dessas moléculas de MHC é aumentada pelas citocinas produzidas durante as respostas imunológicas, então quando desenvolvemos vacinas, precisamos pensar em cada ponto de ativação de cada componente do sistema imunológico para que a resposta seja robusta e modulada, e tenhamos uma direção correta de ação imunológica.

Tem mais um ponto que você não pode esquecer sobre o sistema imune adaptativo, que é a capacidade de gerar memória! Por isso, quando pensamos no desenvolvimento vacinal, pensamos em ativar a imunidade inata, para conectar com a adaptativa e gerar memória dos linfócitos B e dos T. Assim, caso tenhamos contato com o patógeno novamente, por exemplo o Coronavírus, a resposta imunológica será rápida e cirúrgica para controlá-lo antes de ele gerar a doença (a Covid-19). Porém, enquanto a memória imunológica do sistema adaptativo é ativado de maneira robusta, sempre há uma quantidade de anticorpos basal circulando, mas não como muitos esperam, ou seja, um alto nível de anticorpos. Entenda, o corpo humano não evoluiu para ser burro, ele não vai ter o sistema protetor excessivamente ativo por muito tempo e de forma desnecessária, por isso gera memória e mantém um nível basal de anticorpos circulando, sem gastar tanta energia.

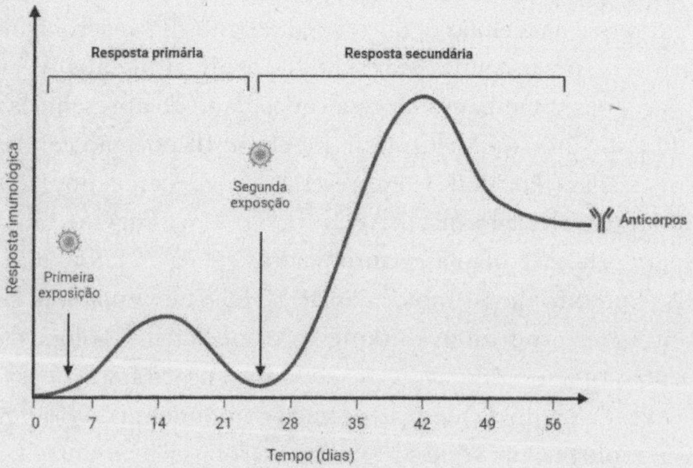


FIGURA 4 – **Evolução da resposta imune (exemplo a resposta humoral).**

Imagine mantermos um exército enorme e ativo em período de paz, como se estivéssemos em guerra? Não faz sentido, nem é preciso! Seria um gasto exagerado para o que não há necessidade. Precisamos usar a energia para o que é imprescindível.

Por fim, não esqueçamos as características do sistema imune adaptativo, que simplificadamente estão relacionadas com a capacidade de gerar memória, diversidade para responder ao que for necessário de forma específica e contrair para um estado de homeostase após controlar o invasor.

# 4. O Equilíbrio Nutricional Faz o Sistema Imune Lutar Melhor

Bom, falamos bastante sobre os leucócitos maravilhosos e suas múltiplas funções para nos defender. Um verdadeiro time que vale a pena ovacionar. Mas o que são leucócitos, se não células? Ou seja, a unidade básica estrutural e funcional da vida. Essa "coisinha" chamada célula realiza diversas funções para manter a vida, como a própria replicação e a síntese de proteínas, por exemplo. Mas como elas exercerão suas funções corretamente se não tiverem os suplementos necessários? Por isso, se quisermos ter uma imunidade forte, precisamos de uma vida saudável. Para isso, é necessária uma nutrição equilibrada. A consequência é uma imunidade capaz de controlar infecções virais, bacterianas e parasitárias, por exemplo, além de evitar que células que sofram mutações progridam para o desenvolvimento de tumores, ou seja, o sistema imune estará vigilante para agir de forma precisa e nos manter com saúde.

Vários estudos mostram que desnutrição, ou má alimentação, contribuem para uma série de infecções. Isso realmente precisa ficar claro para que possamos detalhar os componentes nutricionais, como proteínas, vitaminas e minerais, e suas funções para o sistema imunológico, pois a imunidade não é desconectada do corpo, mas uma parte integral e dependente de todo o sistema funcional do organismo.

Os leucócitos, por exemplo, dependem da nutrição de proteínas, de energia, para funcionarem perfeitamente, como na produção de anticorpos e citocinas, que são também proteínas. Quando você lê sobre nutrição equilibrada, realmente leve isso a sério, pois a ingestão excessiva de nutrientes não fará com que o sistema imune funcione melhor, mas pode prejudicá-lo.

Essa trinca formada por nutrição-imunidade-infecção (prevenção) está totalmente conectada, pois a deficiência proteica, de vitaminas, minerais e lipídios, por exemplo, pode fazer com que uma infecção se sobressaia em nosso corpo, culpa da imunidade frágil devido à desnutrição. Claro que existem outros fatores, como as diferentes faixas etárias, ou os casos de pessoas com imunidade comprometida devido a tratamentos ou doenças crônicas. Em situações assim, a imunidade não está em seu grau máximo de capacidade.

Vamos discutir sobre alguns nutrientes que demonstram ações específicas sobre a imunidade. Vou sempre chamar atenção para o fato de o sistema imunológico ser bastante complexo, o que dificulta uma avaliação precisa de como cada dieta vai modular a imunidade. Por isso, sempre provoco para pensarmos que muita gente sem formação profissional não tem noção de como formular um plano estratégico nutritivo com fundamentação científica, mas se coloca na posição de propor formulações que "vão melhorar o sistema imune". Realmente, tenhamos cuidados com esse tipo de pessoa, por isso aproveito para alertar e aconselhar na busca por profissionais que realmente são preparados para te acompanhar em uma dieta saudável, pois nas redes sociais encontram-se muitos charlatões, que se propõem a fazer "milagres", gerando uma verdadeira desorientação social. Claro que podemos encontrar muitos profissionais extremamente capacitados em mídias do tipo, mas isso requer uma atenção muito maior.

Principalmente no período de pandemia da Covid-19, surgiram vários charlatões dizendo que nutriente X ou vitamina Y iriam fortalecer o sistema imunológico a ponto de defender nosso organismo contra a doença, embora o que sempre foi necessário, e vários estudos mostram, era uma dieta nutricional equilibrada desempenhando o papel principal no bem-estar geral e, consequentemente, no controle de doenças infecciosas. E isso inclui as vitaminas A, B, C, D, E, K, assim como substâncias inorgânicas como os minerais, a exemplo do zinco, sódio, potássio, cálcio, cloreto e fósforo, que são benéficos para ajudar o sistema imune a combater várias doenças.

Mas, caro leitor, você pode citar dados científicos que mostram que a administração de doses diárias superiores ao que é normalmente recomendado para alguns dos componentes supracitados demonstraram ser benéficas na redução da carga viral e na hospitalização de pacientes com Covid-19, por exemplo. Aproveito para frisar que você está certo. No entanto, ressalvo que, durante o período em que nosso corpo se encontra numa luta contra infecções, como aquelas provocadas pelo Coronavírus, o nosso organismo pode ficar sem diversos nutrientes, vitaminas e minerais devido à demanda energética que o sistema imunológico exige. Dessa forma, há a necessidade de uma suplementação acima dos padrões de nosso estado normal do dia a dia. Mas, caso você não seja um profissional habilitado para tal função, nem pense em bancar o "doutor" e buscar excessos de suplementação achando que vai ter benefícios. Como falei, busque ter uma vida equilibrada e orientação profissional, pois não é apenas no período de infecção do Coronavírus que precisamos de uma dose a mais de determinados nutrientes e/ou minerais. Diabetes, obesidade e uma vida estressante, por exemplo, podem afetar diretamente nossas condições funcionais.

As vitaminas têm sido amplamente buscadas para suplementação de nossa alimentação e para fortalecer nosso sistema imunológico. Então é comum ouvirmos pessoas dizendo que as vitaminas C e E agem como poderosos antioxidantes e são essenciais no combate às espécies de radicais livres em nossos corpos. Isso está correto. Além disso, algumas vitaminas ajudam na expressão gênica de leucócitos, fazendo com que uma informação genética gere um produto, como anticorpos, além de contribuírem para a maturação e diferenciação dessas células imunológicas, como é o caso da vitamina A. Vários estudos mostraram o efeito protetor do uso de vitamina A contra algumas viroses, como os vírus da hepatite B e influenza.

O complexo vitamínico B tem sua principal ação relacionada com a produção de glóbulos vermelhos do sangue, sendo que os leucócitos são os glóbulos brancos. As vitaminas desse complexo são de extrema importância para o funcionamento normal do nosso organismo. Dessa forma, fornecem o tão sonhado equilíbrio fisiológico. Além da sua importância para os glóbulos vermelhos, as vitaminas do complexo

B contribuem, também, para que o nosso organismo use nutrientes produtores de energia. Consequentemente, fazem com que as células se mantenham ativas em diversas partes do corpo, e contribuem para manter as barreiras físicas saudáveis, como as células epiteliais. Lembram que o tecido epitelial é parte do sistema imune inato? Ou seja, essas vitaminas são extremamente importantes.

Outra vitamina bastante citada como importante para o sistema imunológico é a vitamina C. E com razão, pois tem importantes propriedades antivirais, contribui para aumentar a produção de determinadas citocinas que melhoram a luta da imunidade contra vírus e bactérias, e ajuda no processo para eliminar células mortas de nosso corpo, substituindo-as por outras células "novinhas em folha". E, claro, como dito, a vitamina C tem importantes propriedades antioxidantes que protegem nosso corpo de danos induzidos pelo estresse oxidativo, motivo pelo qual muitas pessoas a associam com potencializadora para estar mais jovem e saudável. Bom, se estivermos com boa aparência e isso nos fizer feliz, tudo certo, pois isso pode ajudar a diminuir o stress crônico, ao que o sistema imune agradece.

A vitamina D também tem propriedades anti-inflamatórias e antioxidantes, como acontece com a vitamina C. Mas vale ressaltar que o excesso de uma vitamina não supre a falta da outra. Cada uma tem caminhos diferentes para gerar estímulos complementares, mas não substitutivos. Outra ação bem estabelecida da vitamina D é na contribuição para o metabolismo de cálcio e fósforo. Vou te falar, essa tal de vitamina D é uma maravilha. Por exemplo, age como um importante componente para equilibrar a resposta imunológica, inibindo a superexpressão de citocinas inflamatórias, evitando que as inflamações passem a danificar o próprio corpo. Lembre-se, a resposta imune deve ser rápida, precisa e então voltar ao seu estado de homeostase, de equilíbrio, de "paz e amor". Essas ações precisam ser naturais, como se o sistema imune estivesse ligado no movimento da vida, para o que der e vier. Se um invasor malquisto aparecer ou uma célula sofrer mutação que possa gerar problema ao corpo, como um tumor, o sistema imune deixa de ser "paz e amor" e vira um "samurai".

Olhe só, a importância da vitamina D não para por aí, apesar de já ser muita coisa. Ela também está envolvida na modulação da resposta imune em doenças infecciosas. Por exemplo, ela se revelou crucial para o combate à Covid-19, principalmente em países que estão geograficamente menos expostos ao sol por diversos meses do ano, devido ao longo período de inverno. Devido a isso, a alta suplementação mostrou-se bastante eficiente. Mas, claro que, como mencionado, durante a resposta imune contra uma infecção pode haver a necessidade de suplementação para que a imunidade continue agindo eficientemente. Vale ressaltar que é difícil que as fontes alimentares forneçam vitamina D o suficiente, por isso, muitas vezes é necessária suplementação, mas com orientação profissional. Além disso, o que é muito indicado é ter algum momento para tomar sol diariamente, pois isso contribui para a síntese da vitamina D que, consequentemente, melhorará o funcionamento do organismo, com o nível regulado de oxigênio no sangue, aumentando os níveis de hemoglobina etc. Caso a pessoa precise de hospitalização, estudos mostram que a dosagem correta de vitamina D no organismo está associada a uma menor permanência na internação, assim como ao menor risco de infecções agudas do trato respiratório. Por essas e outras, a vitamina D é tão discutida como a "salvadora da pátria" corporal.

A vitamina E tem um potente papel no reforço imunológico, por exemplo contribuindo no metabolismo, assim como na proliferação e diferenciação de células imunológicas. Essa vitamina é um importante antioxidante lipossolúvel, ou seja, solúvel em gordura e óleo, com importantes propriedades e atuação na saúde dos músculos, rins, pâncreas etc. Uma função muito importante da vitamina E é manter a integridade das membranas celulares, protegendo sua estabilidade física e inibindo o dano tecidual causado pela oxidação. Existem estudos que mostram que a ingestão de vitamina E é muito benéfica na manutenção da função imunológica em idosos.

A vitamina K é muito citada por sua relação na hemostasia, ou seja, contribui para manter as características de fluidez sanguínea e evitar a formação de coágulos e a possível ocorrência de hemorragias. Quando acontece a insuficiência do fator hepático de vitamina K, predominarão os fatores de coagulação, e esse equilíbrio nunca pode ser perdido. Um exemplo muito bom é a relação da vitamina K com a proteção contra a Covid-19. Existe uma proteína chamada Matrix Gla (MGP), que é dependente da vitamina K e é um importante componente que impede a degradação de fibras elásticas, por isso, em pacientes infectados com o Coronavírus, essas proteínas geram uma proteção da matriz pulmonar e evitam a degradação induzida pela forte inflamação. Dessa forma, a vitamina K contribui para evitar que a Covid-19 gere danos pulmonares, pela ação da proteína MGP e através da ativação de fatores de coagulação hepática, e ajuda a combater a formação de trombos.

Teríamos muito mais a discutir sobre esse tema das vitaminas, pois são componentes muito vastos e importantes. Mas, com o que foi explanado aqui, é possível ter uma noção da complexidade funcional do sistema imune e a necessidade do equilíbrio nutricional para que esse sistema tão importante possa nos proteger de microrganismos, e de agentes mutagênicos e alterações genéticas que podem causar sérios problemas.

Outros componentes de extrema importância e que exercem um papel "impulsionador" e/ou regulador do sistema imunológico são os minerais, por exemplo o sódio, ferro, potássio, cálcio, fósforo, magnésio, zinco, selênio etc. Essas substâncias inorgânicas são exigidas pelo corpo para que o organismo tenha condições de exercer suas funções. E, acredite, elas participam de diversos processos funcionais, desde a síntese hormonal até o desenvolvimento ósseo, a formação do sangue e a regulação dos batimentos cardíacos. Existe uma ampla variedade de estudos que mostram que a baixa ingestão de minerais essenciais afeta o processo de proteção contra infecções, pois a função imunológica tem conexão com a condição nutricional para desempenhar seu papel versátil na luta contra invasões de microrganismos, até o controle de células que sofreram alterações genéticas e que possam gerar risco para nosso organismo.

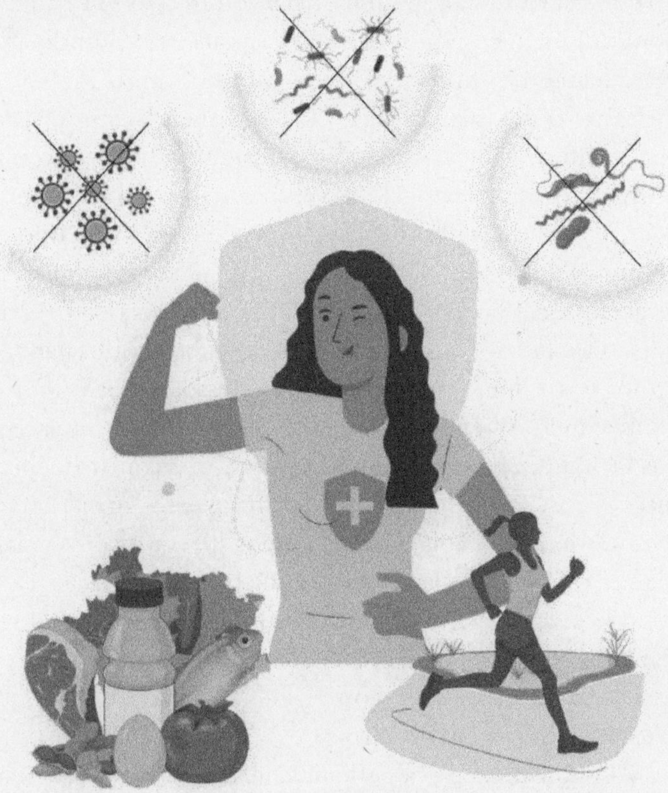

FIGURA 5 – **Saúde e imunidade.**

Claro que há outros fatores que contribuem para que nosso sistema imune funcione em perfeitas condições, como uma boa rotina de atividades físicas e uma vida harmônica. Com isso, a gente pode programar o desenvolvimento de uma vacina, por exemplo, levando em consideração os fatores nutricionais e genéticos sob controle e em excelentes condições. Por exemplo, quando começamos a testar uma formulação vacinal, geralmente fazemos isso em camundongos isogênicos, ou seja, em linhagens de camundongos geneticamente uniformes, para que possamos avaliar as melhores doses vacinais para ter a resposta mais apropriada, sem efeitos colaterais danosos e, assim, padronizar o que obtivermos de melhor. E isso é feito em perfeitas condições nutricionais dos animais. Então, mesmo obtendo os melhores resultados, sabemos que isso pode mudar quando levarmos essas vacinas para o "mundo real", pois a linhagem genética e fatores nutricionais fora dos laboratórios não são uniformes, e temos que nos adaptar a isso e utilizar todo o conhecimento científico para criar as melhores formulações das vacinas, pois essas são as melhores armas contra doenças infecciosas. Para nos ajudar a utilizar essa "arma/ferramenta" de forma correta, precisamos de condições sociais dignas, onde a população tenha uma boa alimentação, caso contrário, a variação da resposta contra uma vacina vai ser significativa. E, entenda, a vacina não vai nos proteger, mas sim, estimular e preparar nosso sistema imune a lutar contra possíveis invasores no futuro.

Dessa forma, agora podemos falar da imunização, mas a passiva, pois antes de falar de vacinas (imunização ativa), quero falar de uma bela forma que a natureza achou para proteger nossos filhotes, para que eles cheguem ao mundo com uma proteção prévia.

## 5. A Imunidade Passiva — Da Divindade à Riqueza Industrial

Você já ouviu ou leu algo dizendo que grávidas vacinadas irão passar proteção aos seus bebês? Isso foi muito falado durante a pandemia da Covid-19 e com bastante fundamento científico. Pois é, a natureza tem dessas, utiliza o que há de melhor para manter a vida. E, nós cientistas, tentamos imitá-la e utilizar a ciência para servir à vida, pois essa é a principal função do desenvolvimento científico, apesar da ganância de alguns tentarem destorcer isso. Mas como o objetivo aqui é falar do que podemos ter de melhor da vida, vou te falar sobre os dois caminhos pelos quais as mães passam anticorpos para as suas proles: a transferência, através da placenta, de anticorpos IgG e a de anticorpos IgA pelo leite materno, fundamentais para a proteção inicial dos recém-nascidos. Por isso, orientamos tanto para que as mães amamentem seus pequenos por, pelo menos, seis meses, período em que passam o melhor anticorpo contra infecções respiratórias, que é um anticorpo chamado IgA.

Esse anticorpo desempenha um papel essencial nas mucosas. No entanto, ele é pouco presente no plasma, ou seja, na parte líquida do sangue. Mas tudo bem, a mãe já passou IgG pela placenta, e esse é o anticorpo com maior circulação em nosso organismo. Dessa forma, no início da vida essa imunização passiva é fundamental. Mas, nós cientistas, sabemos que a passagem de anticorpos tem "pouca" duração, então precisamos fazer com que o sistema imune dos pequenos seja estimulado e preparado para se proteger contra possíveis infecções, por isso a vacinação é essencial.

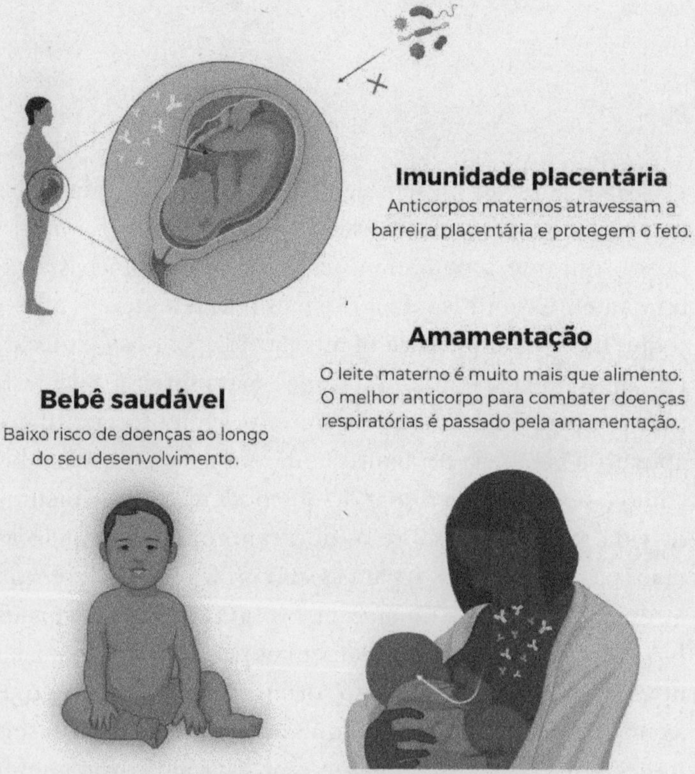
Imunidade placentária
Anticorpos maternos atravessam a barreira placentária e protegem o feto.
Amamentação
O leite materno é muito mais que alimento. O melhor anticorpo para combater doenças respiratórias é passado pela amamentação.
Bebê saudável
Baixo risco de doenças ao longo do seu desenvolvimento.

FIGURA 6 – **Anticorpos maternos.**

No período da pandemia da Covid-19, estudos científicos mostraram que os bebês de mães vacinadas tinham alta concentração de anticorpos do tipo IgG detectável contra a proteína Spike do Coronavírus por vários meses, sendo que nos dois primeiros meses, a concentração era alta, mas com o passar do tempo os anticorpos tendem a diminuir a ponto de, após seis meses, a detecção baixar significativamente. Outro fator importante para levar em consideração é a condição da mãe, pois a quantidade de anticorpos passados para o bebê vai depender da imunidade da mãe, por isso, a passagem de anticorpos e de proteção para o bebê não é integral.

Além desse tipo de imunização, outro tipo de imunização passiva muito conhecido e difundido por mais de um século é o soro antiofídico. Basicamente, o soro antiofídico é um *pool* de anticorpos contra o veneno de serpentes, que neutraliza as várias toxinas injetadas no corpo de quem é picado por uma cobra. Para obter esses anticorpos, animais como cavalos e ovelhas são imunizados com doses não letais do veneno que queremos combater, para estimular o sistema imune desses animais a produzir os anticorpos que usaremos no futuro. Dessa forma, o sangue dos animais imunizados é coletado e utilizado para separar o soro, que basicamente é o líquido do sangue que permanece após a coagulação, sem aditivo de anticoagulante. Esse é um componente essencial para a saúde pública mundial.

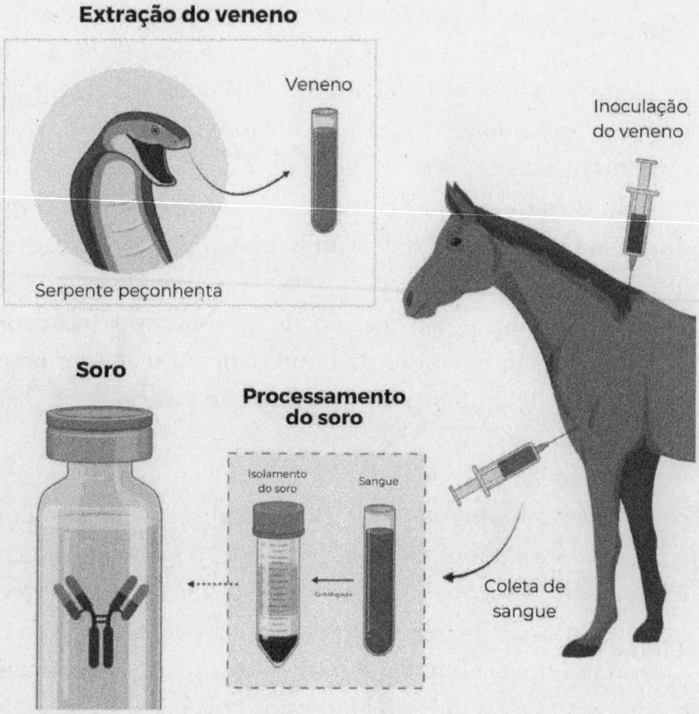


FIGURA 7 – **Soro.**

Essa tecnologia desenvolvida para ser utilizada como terapia antiofídica é creditada ao pesquisador francês Albert Calmette, que trabalhava no Instituto Pasteur e desenvolveu um soro para tratar picadas de cobras. Isso serviu de base para o trabalho formidável do genial cientista brasileiro Vital Brasil, um dos pioneiros para estudos contra venenos de animais peçonhentos, que trabalhou com diversos componentes de veneno de serpentes, demonstrando que a resposta imunológica se adaptava ao que fosse injetado e a resposta seria específica a cada tipo de veneno inoculado. No início do século XX, o genial pesquisador Vital Brasil começou a ampliar a produção de soros antiofídicos no Instituto Butantan e distribuí-los para o Brasil. Só para se ter uma ideia, hoje o Instituto Butantan desenvolveu e produz diversos tipos de soros através da imunização de cavalos contra as toxinas de vários animais peçonhentos. Como exemplo clássico temos o soro pentavalente, utilizado para combater o envenenamento por jararaca, jararacuçu, urutu, surucucu e comboia. Após a imunização e estímulo da imunidade humoral dos cavalos, o soro é coletado e submetido ao cuidadoso trabalho industrial para purificação e formulação dos produtos com alta qualidade, eficácia e segurança.

Esses trabalhos foram geniais e são utilizados até hoje. Apesar disso, nós cientistas sempre vamos encontrar algo para melhorar e aperfeiçoar no desenvolvimento tecnológico. No caso da produção de soros antiofídicos e contra outros componentes, como microrganismos, havia uma questão que precisávamos lidar, que era o fato de serem policlonais, ou seja, uma mistura de moléculas de anticorpos que reconhecem diferentes antígenos. No entanto, imaginem se precisássemos de anticorpos específicos, os chamados monoclonais, ou seja, um anticorpo produzido por um único linfócito B, contra um antígeno específico? Como exemplo, anticorpos ante uma parte da proteína Spike do Coronavírus — como faríamos para obtê-los? Purificar e separar um anticorpo específico no meio de tantos no soro ou no plasma é um trabalho árduo. Além disso, o fato de ser produzido em animais e ter diversos anticorpos consequentemente limitaria a quantidade de anticorpos específicos contra determinados antígenos (uma molécula estranha, de um patógeno, que se liga a um anticorpo específico).

Para superar esse problema à produção de anticorpos específicos, além da produção em larga escala utilizando animais, em 1975 os geniais pesquisadores César Milstein e Georges Köhler desenvolveram uma técnica para fazer a fusão de células imortalizadas de mieloma de camundongos com células B produtoras de anticorpos isoladas do baço, também de camundongos, após a imunização com um antígeno específico. Ou seja, desenvolveram a técnica de hibridoma (célula híbrida). Isso foi muito inovador, pois as novas células permaneciam imortais e produzindo os anticorpos contra o antígeno desejado. Pela primeira vez foi possível produzir grandes quantidades de anticorpos monoclonais fora do corpo de animais, como em laboratórios. Esses anticorpos servem para diversas aplicações, como em diagnósticos e terapias. Porém, como falei, sempre há algo para melhorar. Para a terapia, os anticorpos de camundongos têm aplicação limitada, pois vêm de um animal diferente do ser humano, como no caso da produção de soro antiofídico em cavalos. E, se é estranho, o nosso sistema imunológico vai atacar e responder contra aquilo que é injetado. As primeiras aplicações têm utilidade, mas seu uso contínuo gera perda de função, além de reações adversas que devem ser consideradas.

Bom, se existe um problema, precisamos resolver com o aperfeiçoamento científico. E isso tem sido feito maravilhosamente bem! Para tanto, temos avançado na engenharia genética e molecular, que nos permitiu desenvolver anticorpos monoclonais quiméricos, humanizados e humanos recombinantes, por exemplo. Pois é, muita coisa tem sido produzida por necessidade humana e porque isso gera um retorno financeiro absurdamente alto. Esses “novos” anticorpos podem ser feitos através da fusão da sequência genética de um anticorpo murino, mais especificamente a parte que se liga ao antígeno, com outra sequência de anticorpo humano, formando assim um anticorpo quimérico. Isso evita que esses anticorpos sejam fortemente reconhecidos como estranhos quando injetados em nossos corpos para algum possível tratamento.

Mas, mesmo assim, os anticorpos quiméricos ainda têm uma parte reconhecida como estranha, a parte que vem do camundongo. Dessa forma, foi desenvolvido outro tipo de anticorpo monoclonal, o anticorpo humanizado, produzido a partir de uma parte ainda menor do camundongo. Em termos de percentual genético de camundongos e de seres humanos desses anticorpos, os quiméricos mantêm aproximadamente dois terços de componente genético humano e um terço de camundongos. Enquanto os anticorpos humanizados têm aproximadamente 95% de sua composição genética humana e 5% de camundongos.

Bom, em teoria, o anticorpo humanizado seria quase perfeito, certo?

Nem tanto, pois ao perder o material genético do camundongo, onde os anticorpos monoclonais foram primeiramente obtidos, perdemos também um pouco da afinidade do anticorpo em ligar-se ao antígeno. Nem tudo é perfeito! Ganhamos aqui, perdemos ali, mas nunca paramos de tentar. Por exemplo, temos evoluído a ponto de produzir anticorpos completamente humanos, utilizando uma técnica chamada *Phage Display*, ou através de camundongos transgênicos, para evitarmos quaisquer efeitos adversos. Não vamos entrar em detalhes das tecnologias, mas pode ter certeza de que cada desenvolvimento científico nos ajuda a lutar contra problemas de doenças que afetam os seres vivos, sejam os humanos ou os diversos animais com que convivemos. Isso precisa ter continuidade para podermos exercer a função primordial da ciência, que é servir à vida com o melhor dos propósitos. Para tanto, a ciência precisa ter estabilidade de investimentos, pois não adianta termos suporte em alguns anos, ou em determinado momento de crise, como na pandemia provocada pela Covid-19, e algum tempo depois, quando a poeira baixar, a ciência seja deixada de lado novamente. Quando isso acontece, quem investir vai lucrar com o desenvolvimento científico, ou seja, a ciência vai servir ao capital, não necessariamente ao social. E isso precisa ficar bem claro!

# 6. As Vacinas — Agora é Hora de Ativar o Sistema Imune

A população, de modo geral, imagina que as vacinas vão protegê-la contra as doenças, mas essa percepção tem suas falhas, pois o princípio básico das vacinas é estimular o nosso sistema imunológico para se preparar para uma possível luta contra o invasor, o organismo causador da doença. Por isso, é de extrema importância entendermos e agirmos da melhor forma para termos nossos corpos em boas condições. Nós cientistas podemos desenvolver as melhores tecnologias vacinais, mas para que funcionem como estudamos, a pessoa que vai receber a vacina precisa estar em perfeitas condições de saúde e nutricionais, caso contrário, pode haver a necessidade de doses adicionais. Por exemplo, em pessoas que têm o sistema imunológico comprometido, ou em quem a vacina não induz uma resposta imunológica capaz de protegê-las adequadamente, temos que inocular mais doses dos imunizantes para que o sistema imune possa gerar uma resposta protetora e uma memória capaz de ser “acordada” quando o corpo entrar em contato com o agente causador da doença.

Apesar das diversas discussões sobre as vacinas, algo é muito bem aceito no meio médico e científico: a ideia de que vacinação é a melhor ferramenta preventiva contra doenças infecciosas. Dessa forma, o desenvolvimento de vacinas eficientes e seguras está no topo das prioridades mundiais. E, quem sabe, a gente consiga desenvolver tecnologias aplicáveis em doenças crônicas, como o câncer? Desenvolver vacinas terapêuticas, além das profiláticas/preventivas, é um caminho que estamos traçando e vamos trilhar até obtermos êxito.

Falando em tecnologias vacinais, hoje em dia temos diversas técnicas aplicadas nos estudos e desenvolvimento de vacinas, que vão desde a utilização de patógenos atenuados (enfraquecidos) ou inativados (mortos), até estratégias baseadas em antígenos recombinantes, VLPs (Virus-Like Particles, ou partículas semelhantes a vírus), Vetores virais, DNA e mRNA.

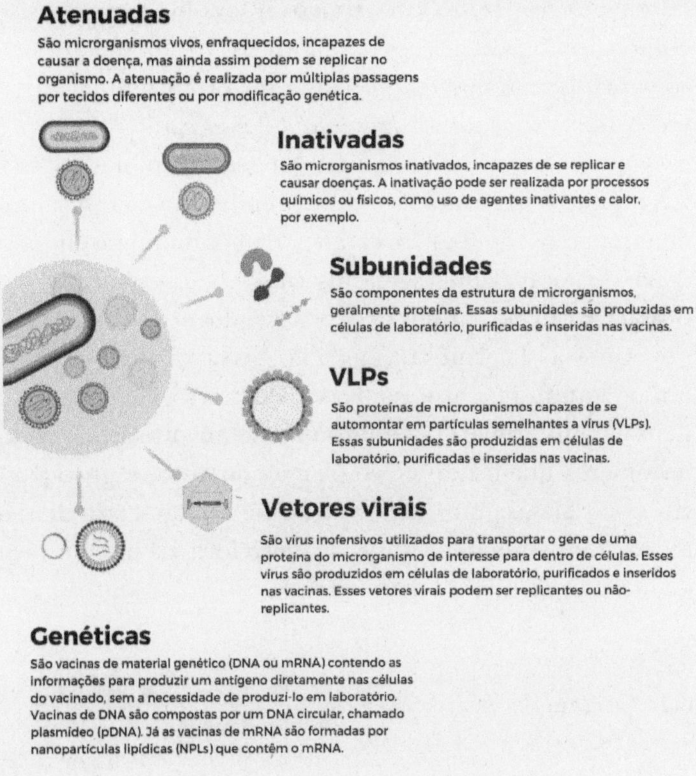
Atenuadas
São microrganismos vivos, enfraquecidos, incapazes de causar a doença, mas ainda assim podem se replicar no organismo. A atenuação é realizada por múltiplas passagens por tecidos diferentes ou por modificação genética.
Inativadas
São microrganismos inativados, incapazes de se replicar e causar doenças. A inativação pode ser realizada por processos químicos ou físicos, como uso de agentes inativantes e calor, por exemplo.
Subunidades
São componentes da estrutura de microrganismos, geralmente proteínas. Essas subunidades são produzidas em células de laboratório, purificadas e inseridas nas vacinas.
VLPs
São proteínas de microrganismos capazes de se automontar em partículas semelhantes a vírus (VLPs). Essas subunidades são produzidas em células de laboratório, purificadas e inseridas nas vacinas.
Vetores virais
São vírus inofensivos utilizados para transportar o gene de uma proteína do microrganismo de interesse para dentro de células. Esses vírus são produzidos em células de laboratório, purificados e inseridos nas vacinas. Esses vetores virais podem ser replicantes ou não-replicantes.
Genéticas
São vacinas de material genético (DNA ou mRNA) contendo as informações para produzir um antígeno diretamente nas células do vacinado, sem a necessidade de produzi-lo em laboratório. Vacinas de DNA são compostas por um DNA circular, chamado plasmídeo (pDNA). Já as vacinas de mRNA são formadas por nanopartículas lipídicas (NPLs) que contêm o mRNA.

FIGURA 8 – **Tipos de vacinas.**

Daí, caro leitor, você pode perguntar, mas qual é a melhor tecnologia?

Bom, é importante chamar atenção ao fato de que a estratégia para desenvolver vacinas varia de acordo com o grupo que propõe a tecnologia, os objetivos que querem alcançar e as condições para desenvolver a vacina. Por exemplo, é importante pensar no perfil de imunidade gerada pela vacina, nas condições estruturais e intelectuais para desenvolver os testes pré-clínicos e levá-los para estudos clínicos, ou seja, em seres humanos, assim como no desenvolvimento tecnológico que possa ser produzido em larga escala. Por isso, é importante entender as características de cada estratégia vacinal, com uma explicação simples e acessível, porque assim ficará fácil compreender como alcançamos determinados resultados e como podemos utilizá-los em prol da saúde populacional sem causarmos efeitos colaterais que possam ser mais danosos do a própria doença.

Antes de falarmos das tecnologias atuais, vamos viajar um pouquinho na história das vacinas para entendermos o pensamento humano que levou ao desenvolvimento dessa ferramenta que fez do nosso planeta um lugar seguro para vivermos. Mas segurança é igual ao banho, ou temos diariamente, ou passamos a viver sob cheiro forte da insegurança de novas epidemias ou pandemias.

## 6.1. Origem da Vacinação

Geralmente, quando falamos em vacina, o primeiro nome que vem em nossa cabeça é o do médico e cientista inglês Dr. Edward Jenner (1749–1823), por ser considerado o pai da vacinação. Mas a origem da "vacina" como inóculo de um patógeno, ou parte dele, para gerar um estímulo no sistema imune, vem muito antes dos estudos de Jenner.

Porém, caro leitor, você pode perguntar, por qual motivo achamos que Dr. Jenner é o criador da vacina?

Primeiro, pelo próprio nome "vacina", que deriva do latim *vaccinae.* Traduzindo para uma melhor compreensão do contexto, a palavra significa é "relativo à vaca", e era uma expressão muito comum, usada como *variolae vaccinae,* referindo-se à varíola bovina. Calma, não precisa ficar mais confuso. É importante fazer essa descrição e contextualizá-la, pois Dr. Jenner, no final do século XVIII, no interior da Inglaterra, ouviu relatos de pessoas que trabalhavam com gado e não desenvolviam a varíola humana, visto que o contato com a varíola bovina as protegia. Isso foi a grande inspiração para o teste mais famoso de vacinação. Basicamente, o Jenner uniu o conhecimento popular com sua excelente formação médica para idealizar um teste em humanos. Ele inoculou em um garoto a varíola bovina, com uma pústula obtida de uma vaca, e depois demonstrou que a imunidade que o garoto desenvolveu após a exposição à varíola bovina gerou proteção contra a varíola humana.

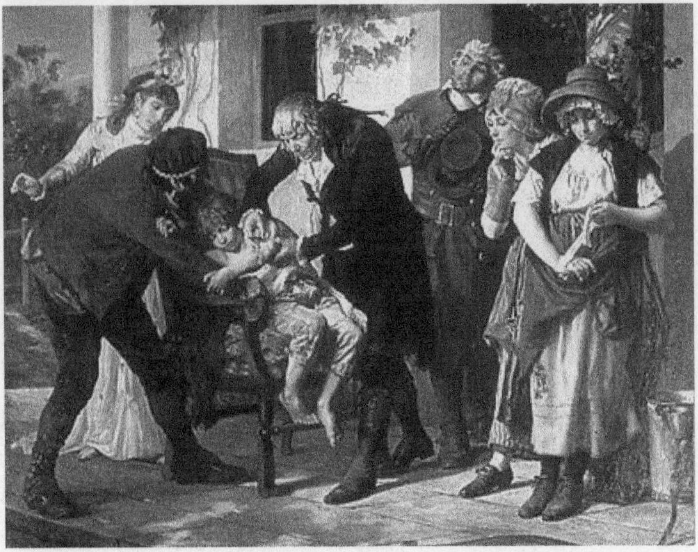

FIGURA 9 – **Edward Jenner fazendo a primeira vacinação contra a varíola.**

*Fonte da imagem:* https://stringfixer.com/pt/James_Phipps.

Claro que, após o seu relato, a comunidade médico-científica da época queria esfolar o Dr. Jenner por achar o que ele fez extremamente antiético e sem fundamentos científicos suficientes que o dessem suporte. Por exemplo, seu trabalho teve a publicação rejeitada na Royal Society. Contudo, o Dr. Jenner continuou com os estudos e escreveu um relatório bem mais longo sobre o primeiro inóculo, de forma mais densa e com dados de outras variolações, provando que a varíola bovina protegia contra a varíola humana. Vale ressaltar que a comunidade médico-científica tinha razão. Ainda assim, o Dr. Jenner também tinha, e esse estudo o eternizou na história da ciência médica.

Bom, mas até aqui eu só fiz justificar os motivos pelos quais Jenner é chamado de pai da vacina, mas preciso falar os motivos pelos quais afirmei que a "vacinação" vem muito antes dos estudos dele. Primeiro, esse procedimento, chamado de "variolação" ou "inoculação", já era conhecido na Europa, da Inglaterra à Turquia, antes da existência do Dr. Jenner, assim como, a inoculação já era praticada em vários lugares fora da Europa, como em países asiáticos e africanos. Porém, essa prática era feita com o uso de material humano, mais especificamente de lesões ou cascas de feridas, características da varíola humana. Claro que isso conferia proteção, mas também poderia acarretar em adoecimento. Ou seja, a proteção inicial que isso gerava poderia ter compensação reversa, pois a inoculação com material que continha o vírus infectante poderia induzir a doença na pessoa que o recebeu. Consequentemente, podendo levar à morte. Da mesma forma, se não houvesse uma logística bem-feita de isolamento social, a doença poderia ser espalhada para diversas outras pessoas e gerar novos focos epidêmicos. Assim, o estudo de Edward Jenner foi extremamente importante, inovador e corajoso, embora "antiético". Mas vale ressaltar que, independentemente da origem da vacinação ou inoculação, isso nos levou a uma das maiores conquistas médicas e da humanidade, que foi a erradicação da varíola em 1980.

Claro que esse salto para 1980 não foi tão simples, por isso esses estudos foram tão importantes para popularizar a prática de inoculação no século XIX e gerar excelentes frutos para a saúde pública, muito além da varíola, pois a atenção para outras doenças infecciosas cresceu bastante após o trabalho de Jenner. Por exemplo, era sabido que a varíola bovina gerava proteção contra a varíola humana, mas como isso acontecia? Esse tipo de questionamento instigou a procura por respostas que resultaram em muito do que sabemos hoje, e isso foi replicado para combater diversos outros males, além de direcionar a uma nova forma de fazer ciência, pois não poderíamos continuar fazendo experimentos sem a avalição prévia de conselhos éticos. Além disso, algo que vale muito a pena frisar é que, à medida que a vacinação foi sendo popularizada e utilizada globalmente, as práticas para criar e produzir as vacinas foram sendo mais bem padronizadas. E os estudos sobre os mecanismos de proteção gerada pela vacina foram aprofundados por muito tempo e melhor elucidados apenas na segunda metade do século XX, quando a imunologia passou a ter descobertas como nunca antes — por exemplo, a melhor compreensão sobre o que eram os anticorpos, além do entendimento de que o sistema imune era uma rede complexa que vai muito além da imunidade humoral e que, até hoje, temos dificuldades de compreendê-la profundamente.

Porém, ainda acredito que é mais complicado de compreender a estupidez humana, pois os estudos de Jenner foram se espalhando, gerando novas formas de compreensão e desenvolvimento de vacinas, novas formas de entender sua importância para a saúde pública. Houve também diversos movimentos contrários a esse procedimento, principalmente quando, em 1860, a vacinação tornou-se obrigatória para crianças nascidas na Inglaterra. Daí surgem os primeiros movimentos antivacinas, vindo de muitos pais que não queriam que seus filhos fossem vacinados. Até aí tudo bem, pois era algo muito novo e as pessoas exigiam maiores informações sobre o tema. No entanto, hoje em dia, o movimento antivacina é a demonstração clara da estupidez e incapacidade de respeitar a vida no contexto coletivo.

Em especial pois, como previamente dito, os estudos pioneiros do Dr. Jenner geraram informações fundamentais para o aprimoramento de pesquisas para produzir vacinas. Como exemplo, os estudos com microrganismos vivos atenuados, primeiramente conduzidos pelo genial Louis Pasteur (1822-1895). Quando criança, eu pensava que o nome leite pasteurizado tinha esse nome por vir do campo, empacotado por pastores de animais. Além disso, depois que descobri a genialidade em pasteurização por esse mestre das ciências, não imaginava que ele foi majestoso para o desenvolvimento de vacinas.

Dessa forma, vamos nos aprofundar um pouquinho sobre os estudos pioneiros de Louis Pasteur na produção de vacinas de organismos vivos atenuados contra outras doenças virulentas, além da varíola. Um estudo que entra no subconsciente social de "descobertas por acaso" é o trabalho de Louis Pasteur com os estudos da cólera em galinhas, no final do século XIX. Pois é, essa conversa de que muitos achados são por acaso destorce a realidade, pois eles são feitos à custa de muito trabalho e genialidade. Mas o que chama mais atenção são os truques de comunicação para prender a atenção dos espectadores. Sendo assim, vamos chamar sua atenção para esse erro de trabalho que acarretou a observação genial de Pasteur. Bom, nos estudos com a cólera aviária, Pasteur passou a cultivar a bactéria *Pasteurella multocida* para poder padronizar estratégias de estudos com microrganismos e sua interação com o hospedeiro, nesse caso, as galinhas. Diz-se que, por acaso, essa bactéria perdeu a virulência, ou seja, perdeu a capacidade de provocar doença, ao infectar o organismo hospedeiro. Isso teria acontecido porque o assistente de pesquisa de Pasteur teria esquecido de inocular umas amostras dessas bactérias nas galinhas que estavam sendo estudadas, como Pasteur tinha orientado. No entanto, ele e seu assistente esquecidinho entraram de férias. Ao retornarem, as amostras de bactérias esquecidas em condições laboratoriais desfavoráveis foram inoculadas nas galinhas, que desenvolveram apenas sinais leves da doença e se recuperaram rapidamente. Daí surge a história de que essa descoberta foi através de um erro. Mas, eu te pergunto, se fosse outro cientista, o que teria feito? Talvez teria ficado apenas puto com o assistente, com razão! Porém, vamos fingir que Louis Pasteur não ficou, para continuarmos no mundo imaginário sobre a figura perfeita do cientista. Bom, se ficou irritado ou não, Pasteur ficou muito intrigado com o fato de as bactérias ainda estarem vivas, o que o fez se aprofundar nesses estudos. O resultado foi que ele descobriu que essas bactérias perderam sua virulência ao longo do tempo e que isso teria acontecido por causa da exposição prolongada ao oxigênio. E não ficou por aí, pois Louis Pasteur utilizou outras bactérias recém-cultivadas e virulentas para injetar nas galinhas que tinham recebido as bactérias esquecidas por seu assistente e percebeu que elas permaneceram saudáveis. Bom, se esse papo todo de esquecimento foi para chamar atenção ou não, pois Pasteur era bastante midiático (e não o julgo), o fato foi que houve muitas descobertas nesse trabalho. Por exemplo, a possibilidade de atenuar microrganismos e torná-los não virulentos para utilizá-los como imunizantes capazes de gerar proteção contra eles mesmos, caso a pessoa que tenha sido imunizada fosse exposta a esses patógenos virulentos. Bom, Louis Pasteur começou ali o desenvolvimento de vacinas com microrganismos vivos atenuados, expressão que é utilizada até hoje, embora as técnicas tenham sido aperfeiçoadas com o tempo. Mas, caro leitor, você pode questionar que o esquecimento foi algo importante e eu te digo que você está certo, mas o que realmente foi relevante nisso tudo foi a genialidade de Louis Pasteur. Além disso, nesse caso o esquecimento não causou danos, mas se fosse outro microrganismo como o *Bacillus anthracis*, causador do antraz, muita gente poderia ter se lascado.

Aproveito esse tema para dizer que o genial médico cientista francês Louis Pasteur fez muito mais pela ciência médica. Por exemplo, dele criou uma vacina contra o antraz, juntamente com outros cientistas colaboradores que não esqueciam as coisas e saiam de férias. Vale destacar que a bactéria causadora do antraz crescia quando exposta ao ar e permanecia virulenta por anos, sem precisar de determinado meio de cultura para crescimento bacteriano.

Dessa forma, como seria possível desenvolver uma vacina contra uma bactéria viva que tem essas características?

Complicado, não acha?

Bom, Pasteur resolveu estudar a capacidade de crescimento do *Bacillus anthracis* em diferentes temperaturas. Por exemplo, em uma temperatura de aproximadamente 43 °C essas bactérias ainda cresciam, mas sem formarem esporos e diminuíam sua virulência. Dessa forma, a continuidade com esses estudos avaliando temperatura e tempo de cultivo bacteriano deram suporte para Pasteur e sua equipe fazerem testes em mamíferos de grande porte, como ovinos e bovinos, tendo grupos controles, não vacinados, além dos grupos experimentais. Esse trabalho mostrou que os animais vacinados permaneceram saudáveis após a vacinação e ao desafio com *Bacillus anthracis* não atenuado.

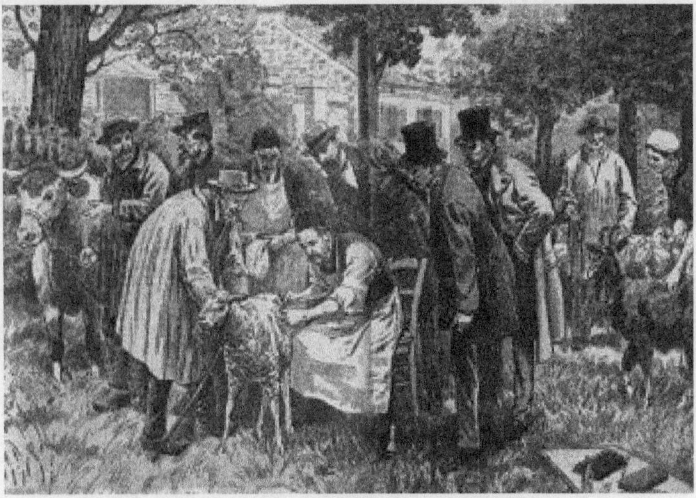

FIGURA 10 – **Pasteur testa vacina contra o antraz em ovelha.**

*Fonte da Imagem:* https://animalbusiness.com.br/medicina-veterinaria/ciencia-e-saude/a-celebre-experiencia-da-primeira-vacina-de-pasteur-na-franca/.

Apesar de ser bastante coisa para um ser humano apenas, Louis Pasteur deu continuidade nos estudos com vacinas e ousou trabalhar com a tão temida raiva. Parece piada eu falar que uma doença é temida após discorrer sobre o antraz. A questão da palavra temida refere-se ao fato de o patógeno que causa a doença não ser visível nem crescer fora do hospedeiro. Pasteur ainda não sabia, mas ele estava lidando com um vírus, e isso gera uma raiva, além da doença raiva, pois como diabos a pessoa vai trabalhar com um organismo que não consegue manusear?

Bom, estamos falando de um cientista de verdade, raiz, que mete a mão na massa e pensa sobre o que faz. Esse foi o genial Louis Pasteur. Pois é, essa ferinha aí coletou amostras intracranianas de cães acometidos pela raiva para fazer estudos. E percebeu que essas amostras perdiam a virulência após múltiplas passagens, ou seja, infecções em diferentes espécies, como em coelhos.

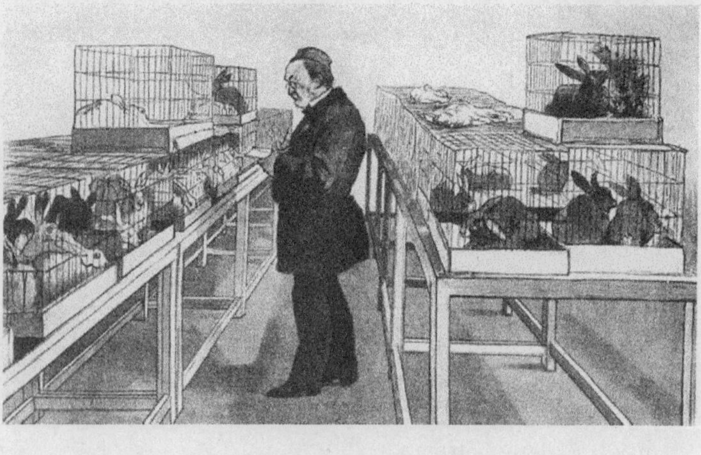

FIGURA 11 – **Pasteur e a criação de coelhos para experimentação científica.**

*Fonte da Imagem:* https://www.ricardoorlandini.net/hoje_historia/ver/4847/nasce-louis-pasteur-quimico-frances.

Mas como imaginar que isso seria possível?

Bom, já pararam para pensar que alguns vírus infectam seres humanos e causam doenças, mas quando infectam outras espécies não induzem quaisquer sintomas?

Bom, hoje nós temos muitas informações e conseguimos explicar isso, mas no tempo de Pasteur, ele teve que fazer experimentações e as fez através da infecção em coelhos, depois os sacrificava e coletava amostras dos tecidos nervosos, como da medula espinhal, secava com exposição ao ar e testava para avaliar se essa atenuação viral poderia retornar a ficar virulenta quando infectava cães. Para a boa "surpresa" da época, as amostras virais obtidas de coelhos não causaram doença novamente nos cães vacinados, mas sim, induziram proteção nesses animais quando foram expostos à raiva.

Fantástico tudo isso, não acha? A continuidade desses estudos foi essencial para a chegada das vacinas aos seres humanos e deu um suporte gigantesco a tudo que conhecemos hoje delas. Além disso, como dito, nos levou a intrigantes questionamentos de como o corpo reagia quando expostos a patógenos, sejam vírus ou bactérias, assim como, quando era estimulado pelas vacinas. E isso nos levou a uma enorme evolução do conhecimento científico da área de imunização, bem como da área biomédica em geral. Por isso, gosto de dizer que o genial Louis Pasteur é o grande vacinologista de nossa história. Dessa forma, vamos continuar a entender como as vacinas foram sendo desenvolvidas.

## 6.2. A Criação de Vacinas Evoluiu

Despois de fazer uma breve introdução histórica sobre o desenvolvimento das vacinas e mostrar como os testes eram feitos, é possível perceber que isso não teria qualquer possibilidade de se repetir atualmente, não acha? Aliás, nem durante boa parte do século XX, pois foi necessária a criação de novas estratégias vacinais que possibilitassem a ampliação dos produtos desenvolvidos para tratar pessoas em várias partes do mundo, visto que não seria possível ficarmos coletando amostras de pústulas de vacas para imunizar pessoas contra a varíola, ou cultivar bactérias em condições laboratoriais precárias, ou injetar vírus em coelho para ele se adaptar e levar isso para seres humanos. Precisávamos de estratégias e estruturas que aprimorassem os conhecimentos produzidos por cientistas excepcionais como Edward Jenner e Louis Pasteur. Com isso, pouco tempo após os trabalhos pioneiros de Louis Pasteur e o incrível sucesso de suas vacinas, em 1888 foi fundado o primeiro Instituto Pasteur. E isso foi maravilhoso para que os trabalhos científicos progredissem. Além do Instituto Pasteur, outros institutos de pesquisas foram criados pelo mundo, para combater doenças infecciosas, como o Instituto Butantan e a Fundação Osvaldo Cruz, criados pouco tempo depois do Instituto Pasteur. Essa organização científica nos levou a maravilhosas conquistas com vacinas.

Algumas das principais conquistas vieram da necessidade de nos aprofundarmos no conhecimento do sistema imunológico, pois as vacinas vinham sendo desenvolvidas por meio de estudos empíricos sem o envolvimento de imunologistas, o que faz toda a diferença no resultado desses produtos biológicos. Por exemplo, as vacinas precisam induzir uma resposta do sistema imunológico, ao mesmo tempo em que sejam seguras para quem recebe o imunizante. E, da maneira que vinham sendo conduzidos os estudos, a avaliação era muito superficial, e os desfechos poderiam ser danosos. Por exemplo, ao injetar uma vacina, sua eficácia era, e ainda é, avaliada após a exposição dos voluntários do estudo ao microrganismo causador da doença. Porém, hoje a gente não faz qualquer tipo de desafio (injeção do agente causador da doença) com seres humanos, pelo menos não aqui no Brasil, nem avaliamos qualquer exposição das pessoas vacinadas em média e larga escala antes de fazermos múltiplos teste pré-clínicos (antes também acontecia), para depois provar para uma agência reguladora que as vacinas funcionam. Só depois de múltiplas avaliações pré-clínicas que um pequeno grupo de seres humanos será vacinado para avaliação de possíveis efeitos colaterais da vacina, além de se estudar a resposta imunológica provocada pelas vacinas (há capítulo detalhando todo o processo de desenvolvimento vacinal, no final deste livro). Apenas depois desses testes, e de diversos outros estudos, é que podemos avaliar a eficácia da vacina em uma escala mais robusta de voluntários humano. Valendo chamar atenção para o fato de que qualquer vacina precisa ter sua produção em boas condições laboratoriais para que os resultados obtidos em um determinado local e momento experimental sejam replicáveis, além de prevenir que qualquer contaminante gere danos à saúde dos participantes dos estudos.

Além dessas questões de cunho ético e de segurança, a criação dos diversos institutos de pesquisa e universidades favoreceu o desenvolvimento de novas tecnologias vacinais, o que vamos discutir agora.

### 6.3. Velhas e Muito Boas Vacinas – As Vacinas de Organismos Vivos Atenuados / Enfraquecidos

Depois de falar do pai da vacina (Edward Jenner) e do maior vacinologista da história (Louis Pasteur) fica claro que a estratégia de vacinação mais antiga é aquela que usa o organismo vivo, seja uma bactéria ou um vírus. Essa estratégia tem demonstrado excelentes resultados, pois gera uma resposta do sistema imunológico semelhante à infecção natural. Claro que também exige muitos cuidados, pois se não forem devidamente atenuados/enfraquecidos, esses organismos podem provocar doenças ao invés de apenas induzir a proteção. Além disso, nem todo mundo pode receber esse tipo de vacina. Portanto, é importante nos aprofundarmos um pouco para entender como as coisas são feitas, pois cada método de desenvolvimento vacinal gera vantagens e desvantagens.

Sendo assim, imagine que ao usarmos um patógeno em sua condição natural, selvagem, para inocular em alguém, poderemos causar alguma doença, certo?

Então, nós cientistas precisamos montar estratégias para evitar que isso aconteça.

Lembra o que Louis Pasteur fez com o vírus causador da raiva e as bactérias do antraz ou da cólera aviária?

Com uma metodologia pioneira, ele conseguiu o que precisava: enfraquecer os agentes causadores das doenças. Embora as metodologias tenham avançado, as técnicas de atenuação de patógenos como bactérias e vírus mantiveram-se relativamente arcaicas por muito tempo — geralmente por cultura repetida em laboratório até que os vírus ou as bactérias selvagens perdessem a virulência. Um dos grandes problemas é que isso tudo exige muito tempo e trabalho exaustivo. Um exemplo clássico foi o desenvolvimento da vacina contra o sarampo. Inicialmente, esse vírus foi isolado de uma criança com sarampo na década de 1950 e passou por "incontáveis" passagens desse vírus em células de embrião de galinha, em meios de cultura no laboratório, para poder atenuá-lo e, consequentemente, fazer com que ele não causasse mais a doença em seres humanos. Preste atenção: quando eu digo incontáveis passagens, leve isso a sério, pois foram necessários quase dez anos fazendo esse trabalho! Além do trabalho exaustivo e sem a certeza que dará certo, há algumas características dessas vacinas que são importantes de discutir. Por exemplo, elas têm "fama" de serem muito boas para estimular a resposta imunológica, e com razão, pois fazem isso muito bem. Por exemplo, essas vacinas com vírus ou bactérias vivas e atenuadas mantêm as características dos patógenos selvagens e se replicam dentro de nosso corpo. Consequentemente, numa linguagem simplista, isso faz com que o sistema imunológico responda com todas as armas possíveis, desde a resposta imune humoral à celular. Além disso, geralmente a imunização requer apenas uma dose e/ou pequenas doses vacinais, mas o suficiente para gerar uma resposta protetora e duradoura. Isso soa muito bonito e tem gerado resultados formidáveis, pois temos uma lista enorme de vacinas sendo usadas em seres humanos que usam tal tecnologia (sempre há listas de vacinas disponível, através de órgãos responsáveis pela imunização de cada país). Contudo, há as precauções que sempre temos que considerar. Essas vacinas, por exemplo, não podem ser administradas em mulheres grávidas nem em pessoas imunodeprimidas — seja por conta de uma medicação ou por alguma doença adjacente —, pois os vírus ou bactérias enfraquecidas podem, em alguns casos, se multiplicar exacerbadamente, ou o suficiente para causar doenças nesses grupos. Além disso, apesar da baixa possibilidade, pode acontecer uma mutação reversa e os microrganismos tornarem-se infectantes em seres humanos a ponto de causar a doença em seu pior estado. Dessa forma, com as vacinas modernas, a gente atenua/enfraquece os microrganismos através da modificação genética por alguma alteração específica que faça com que o patógeno não consiga tornar-se virulento. Por termos mais informações e tecnologias do que havia nos primórdios do desenvolvimento de vacinas, hoje conseguimos fazer alterações genéticas e verificar cada mudança laboratorialmente. Apesar dessas observações todas, é importante dizer que as vacinas são muito seguras, além de eficazes! Precisamos sempre falar isso, pois existem diversos movimentos antivacinas que pode ler o que escrevi e retirar frases fora de contexto, para gerar terror na sociedade. Como falei, nós cientistas trabalhamos, ou pelo menos devemos trabalhar, nos mínimos detalhes e com um senso crítico enorme em cada estudo que fazemos, para levarmos à sociedade as ferramentas necessárias para termos uma vida segura e saudável. Por isso, pode ter certeza de que, apesar de em vacinas desse tipo os organismos vivos conseguirem se replicar, na sua quase totalidade (nunca existe 100%) elas não causam doenças, como acontece com os vírus ou bactérias que não passaram por esse processo de enfraquecimento. E, quando geram algum efeito colateral (como falei nada é 100%), este vem de forma muito mais branda do que a doença causada pelo microrganismo selvagem. Além disso, mesmo quando uma vacina é licenciada para uso humano, existe o acompanhamento científico, através das agências reguladoras em colaboração com centros de pesquisas de referência, para avaliar quaisquer possíveis problemas, pois a vida sempre busca alguma forma para se perpetuar. Assim, precisamos estar atentos a qualquer mudança que possa afetar a nossa saúde. Neste caso específico, temos que ficar atentos a qualquer possibilidade de mutação reversa que faça com que o microrganismo volte a se adaptar ao ser humano e causar doenças como acontece em seu estado natural de virulência.

Voltando ao padrão da resposta imunológica induzida por vacinas com organismos vivos e atenuados, como falei anteriormente, elas estimulam a resposta imune como se fosse uma infecção natural, o que para algumas doenças, como o sarampo, é ideal, pois uma vez que desenvolvemos esta doença, desenvolvemos também memória imunológica e proteção duradoura. No entanto, para diversas outras enfermidades, como a Covid-19, essa estratégia não é aplicável, pois o vírus selvagem é muito novo em nosso corpo e está em constante processo adaptativo, com permanentes mutações, de maneira que consiga formas para escapar da resposta imunológica, o que pode explicar o fato de termos reinfecções.

Algo importante para chamar atenção é que devemos considerar que a imunidade provocada por uma vacina de organismo vivo e atenuado pode não acontecer como esperamos. Além dos grupos imunodeprimidos, como citado anteriormente, se a pessoa que vai receber a vacina tiver anticorpos circulantes, recebidos através de imunização passiva, vindos de qualquer origem — por exemplo, por transferência transplacentárias para bebês, ou por transfusão de sangue —, esses anticorpos podem neutralizar o microrganismo vacinal e impedir que ele se replique dentro de nosso corpo, fazendo com que a vacina seja eliminada rapidamente sem gerar uma resposta imunológica robusta o suficiente para criar memória, ou simplesmente não haver qualquer imunidade detectável. Isso é o que chamamos de falha vacinal. Apesar de rara, vale a pena ressaltar sua existência.

Como falei, essa tecnologia é tão eficiente que temos diversas vacinas vivas e atenuadas capazes de prevenir doenças que historicamente aterrorizaram a sociedade, como a febre amarela, a poliomielite, a caxumba, o sarampo, a rubéola etc. Todas essas vacinas são baseadas em cepas virais que perderam sua virulência, embora sejam capazes de se replicar e induzir uma resposta imunológica robusta, protetora e duradoura. Ou seja, de certa forma essas vacinas causam infecção, porém não induzem manifestações clínicas da doença como aconteceria com a infecção pelo microrganismo selvagem. Já que falei da febre amarela, vale ressaltar que a vacina contra essa doença foi o primeiro exemplo de atenuação viral em cultura celular. E, como aconteceu com a vacina contra a poliomielite décadas depois da criação da vacina para febre amarela, o processo de passagem foi feito de forma extensiva e duradoura, utilizando culturas de tecido de embrião de galinha, até que o microrganismo perdesse sua virulência.

Com o progresso científico e das técnicas de biologia molecular nas últimas décadas do século XX e começo do século XXI, ultrapassamos aquelas estratégias de mutação natural através de extensivas passagens por cultura celular, além da indução de mutações por temperatura. Hoje nós "entramos" no material genético do microrganismo e fazemos alterações que mudam as regiões de codificação de partes específicas dos patógenos que afetem a estabilidade estrutura do material genético microbiano, ou de sua interação com alguns componentes de nossas células, fazendo com que esses microrganismos tenham dificuldades para interagir com nossos ribossomos (estruturas celulares que tem a função de sintetizar proteínas). Consequentemente não terão a mesma capacidade de replicação, ou não replicarão determinadas regiões que favoreçam a virulência do patógeno. Dessa forma, desenvolvemos vacinas com características naturais dos microrganismos sem causar problemas em nossa saúde. Por isso temos diversas vacinas de patógenos vivos que produzem alta imunidade com apenas uma dose. E apenas uma pequena porcentagem de indivíduos que não responde muito bem à primeira dose vacinal, precisando de dose de reforço complementar. Mas para algumas vacinas, como a do sarampo, da caxumba e da rubéola, por exemplo, recomenda-se a aplicação de uma segunda dose para induzir alta imunidade na população.

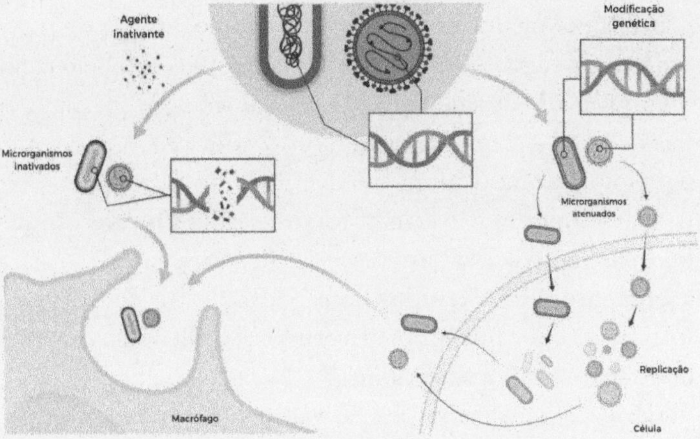


Figura 12

## 6.4. Velhas e Muito Boas Vacinas – Vacinas de Organismos Inativados / "Mortos"

Como explicado no tópico anterior, as vacinas de organismos atenuados/enfraquecidos geram excelentes respostas imunológicas, mas não podem ser usadas por toda a população, além de contarem com alguns riscos inerentes à tecnologia vacinal. Dessa forma, uma velha e boa estratégia é inativar (matar) o organismo. Como falei anteriormente, cada estratégia vacinal traz em si o ônus e o bônus, que nos obrigam a pensar em maneiras para fazer as vacinas funcionarem bem e com segurança, para que possam ser levadas para todas as pessoas.

As vacinas inativadas contêm microrganismos que não conseguem se replicar dentro de nosso corpo, como acontece com as vacinas de organismos vivos e atenuados. Existem diversas maneiras de "matar" as bactérias ou vírus e fazer uma vacina inativada. Por exemplo, através do tratamento com agentes físicos ou químicos — como pelo calor ou através da mudança de pH nas soluções de preparação das vacinas —, ou por tratamento com reagentes como β-propiolactona. Enfim, no decorrer da história, para o desenvolvimento de vacinas, foram criadas diversas estratégias para que isso acontecesse de maneira rápida, segura e eficiente. Um exemplo bem bacana para citar é o da CoronaVac, que foi o primeiro artigo científico sobre vacinas contra Covid-19 a ser publicado. Nesse trabalho, utiliza-se uma estratégia clássica de inativação viral. Primeiro, como é necessário acontecer, foi preciso isolar o vírus (poderia ser uma bactéria, no caso de outras doenças) para fazer os estudos em modelos animais, os chamados testes pré-clínicos. Dessa forma, amostras de pacientes infectados com o Sars-CoV-2, causador da Covid-19, foram obtidas e o vírus foi isolado e cultivado laboratorialmente em células. Todo o trabalho de caracterização do vírus isolado é feito laboratorialmente, até que o vírus seja cultivado para produção em larga escala e depois purificado. Após isso, o processo segue para inativação do vírus, nesse caso, usando β-propiolactona, que é um reagente amplamente utilizado neste método, seja para vírus que têm DNA ou RNA, como é o caso do Coronavírus, pois a β-propiolactona modifica a estrutura dos ácidos nucleicos (moléculas que compõem o DNA e RNA) e induz cortes no material genético viral. Dessa forma, tira-se qualquer possibilidade de o vírus se replicar em nosso corpo. Porém, o processo de inativação viral afeta, também, a capacidade dessas vacinas em induzir uma ampla e robusta reposta imunológica, por isso sempre há a necessidade de combinar o material inativado com adjuvantes (falarei disso mais adiante), para que a vacina estimule o sistema imunológico devidamente. Claro que estou falando de forma bem resumida, pois a vacina contém diversos outros componentes que funcionarão como conservantes e estabilizadores para que a ela não degrade e perca sua funcionalidade rapidamente, afinal precisamos fazer as vacinas e levá-las para a população em diversas partes do planeta. Vale ressaltar que, para uma vacina ser licenciada por um órgão regulador, como a ANVISA (Agência Nacional de Vigilância Sanitária), todo o trabalho precisa ser feito com boas práticas laboratorial e de controle de qualidade dos produtos. E tudo precisa ser devidamente documentado e compartilhado com a agência reguladora. Por exemplo, se os produtos que foram usados na fabricação de uma vacina se mantiverem na formulação final, isso deve ser devidamente notificado e esses produtos inseridos como potenciais componentes da vacina, sejam antibióticos ou proteínas do ovo, por exemplo.

Como falei, cada tecnologia para desenvolver vacinas oferece vantagens e desvantagens. As vacinas inativadas precisam de outros componentes para ativar o sistema imunológico. Mesmo assim, não fazem tão bem como as vacinas de organismos atenuados. Porém, por não conter bactérias ou "vírus vivos" (entre aspas, pois os vírus não são considerados seres vivos), essas vacinas não podem causar as doenças que foram criadas para combater, mesmo nos grupos de pessoas com sistema imunológico debilitado.

Lembra quando falei que pessoas que têm anticorpos circulantes contra um determinado vírus ou bactéria — seja por passagem das mães para os seus bebês ou por transfusão sanguínea — não seriam um bom grupo para se aplicar as vacinas de microrganismos atenuados? Isso acontece porque esses anticorpos poderiam neutralizar o vírus ou bactéria vacinal e impedir que esses microrganismos vacinais se repliquem e estimulem o sistema imune de maneira robusta. Bom, no caso das vacinas inativadas, isso não seria um problema, pois funcionam em todos os grupos, seja com imunização prévia ou não.

Outro ponto interessante é que, para gerar uma imunidade robusta com vacinas inativadas, são necessárias várias doses ao longo do tempo e, geralmente, a primeira dose não induz imunidade protetora nem memória imunológica, apenas gera um estímulo fraco e prepara o sistema imune para as doses seguintes. Realmente, com essa tecnologia vacinal, a imunidade protetora se desenvolve após a segunda ou terceira dose, diferentemente das vacinas de organismos vivos e atenuados. Outro ponto importante é que as vacinas de organismos inativados induzem pouco ou nenhuma imunidade celular, ou seja, não ativam as células T e seus subtipos, que são muito importantes para as defesas viral e bacteriana intracelulares, como as células Th1 e as citotóxicas. Para induzir a produção de anticorpos essas vacinas são excelentes, embora os títulos de anticorpos contra os antígenos vacinais inativados caiam bastante com o tempo, dependendo de cada vacina, sendo necessário, algumas vezes, doses suplementares para elevar os títulos dos anticorpos.

Hoje podemos descrever com maior propriedade essas características vacinais e sua relação com o sistema imunológico. Mas isso é relativamente recente, pois um dos princípios que norteou os estudos com vacinas foi a capacidade de induzir a produção de anticorpos e associá-los com proteção, fazendo desse componente o ponto-chave que caracterizava uma vacina. Isso norteou muitos trabalhos com o desenvolvimento de vacinas inativadas, pois essa estratégia é muito boa para o estímulo da imunidade humoral. Um exemplo clássico é que pessoas que têm hipogamaglobulinemia, ou seja, problemas na imunidade humoral que geram baixos níveis de produção de anticorpos, são extremamente suscetíveis às infecções. Sendo assim, imaginava-se que os anticorpos eram as peças-chave do sistema imunológico. Se não quiser ficar apenas nesse exemplo, basta lembrar da imunização passiva e de como ela pode nos proteger contra infecções e doenças. No entanto, com o decorrer do tempo e o aprofundamento científico, descobriu-se que a imunidade é um sistema muito complexo e que diversas deficiências podem afetá-lo, desde os componentes da imunidade inata até a imunidade adaptativa, tendo as células T, em especial as células T helper, as maestras do sistema imunitário.

O desenvolvimento científico e aprofundamento nas tecnologias vacinais e do sistema imunológico nos leva a produzir diversas vacinas contra o mesmo alvo. Com isso, aproveitamos o melhor de cada formulação vacinal para termos mais opções para os diversos públicos. Um exemplo fácil de notar é a quantidade de vacinas que foram desenvolvidas para a Covid-19. Mas isso não é tão recente assim. Lembra dos trabalhos de Louis Pasteur com as vacinas antirrábicas? Pois é, as primeiras vacinas utilizaram a tecnologia de vírus atenuado, mas já existem diversas vacinas antirrábicas inativadas disponíveis internacionalmente e recomendadas pela própria Organização Mundial de Saúde. Apesar da variedade, todas elas são produzidas de forma muito semelhante, inativadas através do uso de β-propiolactona (mesma estratégia para produzir a CoronaVac, recorda?), purificadas e formuladas com adjuvantes. O que vai diferenciá-las é o tipo celular em que o vírus é cultivado para produção em larga escala, pois ele pode ser cultivado em células diploides humanas da linhagem MRC-5, células Vero, fibroblastos primários de embriões de galinha etc. Ou seja, hoje temos várias opções de trabalho. Por isso, quando surge um novo vírus, como o Coronavírus, conseguimos desenvolver vacinas muito mais rapidamente quando temos condições estruturais para isso. Claro que o grande desafio é o tempo, em especial se estivermos no meio de uma pandemia, mas quando não estamos, os desafios são outros, pois deve haver o interesse da gestão pública e privada para que o investimento nas pesquisas tenha começo, meio e fim. A maioria das pesquisas não progride por falta de suporte, já que conhecimento e tecnologia nós temos. Ainda assim, é importante ficar claro que no desenvolvimento de qualquer vacina sempre haverá a pesquisa básica com estudos pré-clínicos com animais, e somente depois a produção dessas vacinas para levarmos aos ensaios com seres humanos, os estudos clínicos, a produção em escala industrial e o licenciamento pelas agências reguladoras. Se tivermos as perfeitas condições e investimentos, dependendo do alvo vacinal, isso pode acontecer em até um ano, mas em condições normais, sem urgência de saúde pública e mercadológica, é preciso anos para conseguir concluir um trabalho assim.

Imagine que para trabalharmos com esses vírus para desenvolvermos vacinas de organismos inativados, por exemplo, isso precisa ser feito em laboratórios de biossegurança nível 3. É o caso, por exemplo, dos trabalhos com o coronavírus. Esse tipo de laboratório requer um alto investimento e pessoas bem treinadas para trabalharem nesses espaços. Mas se há vírus causando sérios problemas de saúde pública, o desenvolvimento de vacinas inativadas é uma excelente opção, pois além de gerarem imunidade protetora, têm uma produção relativamente rápida, além de ser uma tecnologia muito bem conhecida que podemos levar para qualquer público.

Por fim, eu sempre brinco dizendo que as vacinas de organismos inativados são como um pau/pênis mole que precisa de "Viagra" para ficar vigoroso, e o Viagra da vacina é o adjuvante. Pois é, como falei, temos que montar estratégias complementares para resolver esses problemas. Assim como para levantar os paus moles existe Viagra, para revigorar as vacinas de organismos atenuados existem os adjuvantes, sobre os quais falarei em um tópico específico. Talvez, caro leitor, você estranhe essa linguagem que estou usando para falar de um assunto que deveria ser tão sério. Eu te digo que, por ser um tema sério, precisamos buscar estratégias didáticas para que as pessoas, não importa o tipo de formação, possam compreender. Dessa forma, busco me comunicar com a sociedade sobre ciência com a linguagem do povo, me adaptando ao vocabulário social, sem querer que a sociedade conheça um vocabulário tão restrito ao ambiente médico-científico. Com isso, tenho obtido muito mais sucesso ao compartilhar informações de maneira compreensível sobre a ciência, buscando mostrar que ela é de extrema importância. Muitas vezes, ainda tiro um belo sorriso de quem me acompanha, pois, "sorrir é um ato de resistência", como dizia o maravilhoso Paulo Gustavo.

# 7. Adjuvantes — O “Viagra” das Velhas Vacinas

Parece brincadeira quando falo que os adjuvantes são os “Viagras” das vacinas, e realmente é brincadeira, mas não sem fundamento, pois é fácil associar as funções de ambos. Imagine quando estamos numa situação que o pênis não revigora de jeito algum. O que precisamos? De ajuda, não é mesmo? Podemos tentar terapias e outras coisas, sem a certeza de que funcionarão, principalmente quando a ação é o tempo. Mas há algo que vai dar certo, que é a balinha da felicidade: o Viagra (obrigado, ciência). Com isso, ficamos animados para viver o amor, porque sexo também é amor pela vida. O adjuvante atua de forma semelhante, colaborando, ajudando a aumentar a magnitude da vacina e ampliando sua capacidade de ativação do sistema imune, inclusive induzindo uma maior durabilidade da resposta imunológica. Dessa forma, digo com convicção, os adjuvantes são os Viagras das vacinas inativadas e das subunidades, de que irei falar mais adiante.

Esse Viagra vacinal (adjuvante) é usado há bastante tempo e se tornou um componente muito bem estabelecido para o desenvolvimento de vacinas. Já no início do século XX, na década de 1920, o conceito de adjuvante começou a ser explorado, ou seja, seu uso é quase secular e vem sendo estudado e aplicado junto com o progresso científico vacinal. Mas se olharmos para o avanço científico atual, podemos imaginar que o estudo dessa área engatinhou por muito tempo, pois por aproximadamente setenta anos, desde o começo do uso de adjuvantes na década de 1920, houve apenas um tipo de adjuvante licenciado para humanos, que são os adjuvantes a base de sal de alumínio. Foi apenas na década de 1990 que outros adjuvantes foram licenciados para uso em humano. E tem gente (negacionistas esdrúxulos) que diz que usar alumínio faz mal para a saúde pública. Se fizesse mau, nem eu, nem você que lê este livro, nem nossos parentes estaríamos em boas condições de saúde. Caro leitor, há quem diga que usamos "metal de alumínio" nas vacinas, acredita? Na verdade, para deixar bem claro, os adjuvantes são feitos de sais de alumínio, não metais. Além disso, a segurança desses adjuvantes é muito bem estabelecida através da aplicação de vacinas contendo esse tipo de adjuvante em bilhões de pessoas, em todos os grupos populacionais, de mulheres grávidas a lactantes, suas proles, os lactentes, até adolescentes, adultos e idosos por quase um século.

Mas caro leitor, você pode perguntar, por quais motivos há tantos estudos nessa área de desenvolvimento de adjuvantes, sendo que esse produto é seguro e eficiente, além de barato?

Bom, vale ressaltar que nem tudo é perfeito. Por exemplo, o "problema" desses adjuvantes é que eles têm pouca capacidade de ativar uma parte muito importante da resposta imunológica. Por exemplo, os sais de alumínio têm muita limitação para estimular a resposta de células Th1 e/ou células T citotóxicas que, como falamos anteriormente, são de extrema importância no combate de patógenos intracelulares, como vírus, algumas bactérias, protozoários etc. Dessa forma, o investimento nesse ramo da ciência é bastante alto, pois são passos fundamentais para produzirmos melhores formulações vacinais, capazes de ampliar seu potencial de estímulo protetor.

O investimento é muito maior do que o financeiro, pois a atenção científica direcionada a uma determinada área faz toda a diferença. Por exemplo, se quisermos desenvolver melhores adjuvantes, precisamos nos aprofundar e compreender como eles funcionam em nosso corpo e como ativam nosso sistema imunológico, para nos dar suporte no avanço dos estudos com o melhoramento desses componentes tão importantes. E isso tem acontecido, pois diversos conceitos modernos nos ajudam a compreender os mecanismos de modulação do sistema imunológico inato e adaptativo através dos avanços de diversas áreas complementares à imunologia, como a biologia molecular, microbiologia, fisiologia etc. Isso nos faz avaliar a resposta imune às vacinas de forma mais precisa e compreender o papel dos adjuvantes. Inicialmente, os adjuvantes a base de alumínio, assim como outros que foram surgindo, eram conceituados como compostos que aumentavam a resposta aos antígenos, pelo chamado efeito depósito, ou seja, o adjuvante atuava na libertação dos antígenos durante um período prolongado no local da injeção onde era depositado, assim como seria um tipo de transportador antigênico, mantendo-os por mais tempo disponíveis no tecido em que foi aplicado o imunizante. No entanto, hoje esse conceito vai além, tanto para o alumínio como para outros adjuvantes. Novos estudos têm descrito que os adjuvantes atuam para ativar diretamente as células imunes inatas, que são essenciais no desenvolvimento de uma resposta imune adaptativa mais robusta. Essa resposta imune inicial é primordial na sequência do padrão de imunidade e influencia significativamente na magnitude e na qualidade das respostas adaptativas subsequentes, além da capacidade de indução da memória imunológica.

Vale ressaltar que, embora a gente tenha conseguido enormes avanços, a compreensão de muitos detalhes sobre como os adjuvantes atuam permanece sem esclarecimento. Hoje concebemos adjuvantes com estratégias para mimetizar os gatilhos naturais da resposta imune, principalmente com as descobertas dos padrões de moléculas que são associadas aos patógenos (vírus, bactérias, protozoários etc.) e seus reconhecimentos e interações com receptores das células do sistema imunológico. Dessa forma, citarei alguns avanços na compreensão da funcionalidade dos adjuvantes, pois isso está revigorando os estudos sobre tais componentes. Por exemplo, nós imunologistas compreendemos que o sistema imunológico pode ser estimulado através do reconhecimento de moléculas estranhas ao nosso corpo, como os antígenos dos patógenos, assim como através de danos teciduais (danos de nossos tecidos), que vão liberar moléculas associadas aos danos e à morte celular, que é uma espécie de estímulo de perigo. Pense comigo: se existe um dano tecidual, como quando nos furamos, batemos na quina de uma mesa, ou mesmo a injeção e a deposição de algo em nosso corpo, haverá uma resposta inflamatória no local que sofreu esse dano. Com isso, muitas células e outros componentes fluidos vão migrar para aquele local, tanto para recuperação tecidual, quanto para "averiguar" se há algum microrganismo estranho por ali. Sempre fique com isso em mente: o sistema imune não sabe se o local danificado foi invadido ou não por um patógeno se não for verificar "pessoalmente". Para isso acontecer, existe uma rede enorme de moléculas que impulsionam a resposta imune inata e adaptativa, através de suas células e demais componentes. O conhecimento obtido com os estudos nesse contexto favorece a compreensão de como as vacinas funcionam, assim como, permite produzir mecanismos essenciais para iniciar, "controlar" ou direcionar a imunidade através dos componentes que inoculamos. E isso está sendo cada vez mais usado para identificar "assinaturas moleculares", detalhes que nos levam a identificar novos produtos capazes de mimetizar os componentes naturais de ativação do sistema imune e utilizá-los como adjuvantes, os quais nos ajudarão a prever a eficácia das vacinas e como podemos melhorá-las.

Não só de sais de alumínio podemos produzir adjuvantes para desenvolver vacinas. Após a década de 1990, outros adjuvantes foram licenciados para o uso humano e merecem ser citados, pois têm contribuído bastante para a tecnologia vacinal.

Uma estratégia bem-sucedida é a utilização de emulsões, que basicamente é a combinação de dois componentes imiscíveis, ou seja, que não se misturam, não homogeneízam, como o óleo e a água. Sim, a utilização desses compostos como óleo-em-água tem sido uma estratégia muito boa para o avanço científico de adjuvantes.

Parece brincadeira, não acha? Uma mistura que muitas crianças podem fazer em casa — como eu fazia, colocando óleo em água e tentando homogeneizar até Mainha meter o chinelo em minhas costas para eu parar de gastar óleo — é uma estratégia de desenvolvimento de vacinas. A sorte foi que eu parei, senão as minhas costas teriam várias fotos da sandália de Mainha até hoje.

Além disso, não pense em fazer essa mistura e injetar em seu corpo ou de alguma outra pessoa, pois a água utilizada é especial para isso, ultralimpa, e o óleo é um composto especial, biodegradável e biocompatível.

O adjuvante MF59 é licenciado para uso humano e feito à base de emulsão de óleo em água. Ele foi licenciado na década de 1990 na Europa para a produção de uma vacina contra a influenza e já foi administrado em centenas de milhões de pessoas em dezenas de países. O óleo utilizado para produzir o MF59 é o esqualeno, que é um composto orgânico encontrado em plantas e animais, como nos seres humanos, e tem funções importantes em nosso organismo, por exemplo, como um precursor da síntese de diversos hormônios, da vitamina D etc. Inclusive, caro leitor, você pode ouvir e ler bastante sobre esse óleo em propagandas de produtos para hidratação da pele e/ou como cosmético antioxidante, derivados do fígado de tubarão. A indústria farmacêutica não perde tempo, quando o assunto é gerar *money*, bufunfa, *cash*, grana da grande!! E nós cientistas que lutemos para produzir conhecimento e produtos que ganharão muito mais utilidade para empresas oferecerem beleza estética para o povo! Mas, vamos voltar a falar de vacina e saúde pública, do esqualeno utilizado para formulação do adjuvante MF59. Essa emulsão tem uma capacidade excelente de recrutar e ativar células apresentadoras de antígeno. Ou seja, está aí um produto que vale muito a pena, pois ao recrutar e ativar monócitos, células dendríticas e macrófagos, por exemplo, ela intensifica a resposta imune contra os antígenos que estão misturados na formulação vacinal contendo esse adjuvante.

O MF59, como previamente dito, atua sobre as células apresentadoras de antígenos presentes no local da injeção. E isso vai induzir a produção de quimiocinas pelas células, que são citocinas especializadas em recrutar mais células do sistema imunológico para o local. Com isso, amplifica-se a captação dos antígenos vacinais pelas células de defesa, o que faz com que essas células se diferenciem, amadureçam e migrem para os linfonodos drenantes para ativar células do sistema imune adaptativo, como as células B e T, que orquestrará toda a resposta imunológica, contribuindo para uma imunidade robusta e duradoura. Em consequência, gerará uma imunidade protetora contra o patógeno para o qual a vacina foi desenvolvida. Lembra que falei que um dos "problemas" do adjuvante a base de sal de alumínio está na ativação de células T? Em especial as células Th1 e T citotóxicas? Pois é, os mecanismos de ação do MF59 geram uma resposta muito mais forte na ativação e diferenciação dessas células T, em comparação ao alumínio.

Vale ressaltar que o adjuvante também pode ser a combinação de vários componentes, inclusive com outros adjuvantes, para obtermos o melhor de cada composto. Por exemplo, falamos dos adjuvantes como os sais de alumínio e as emulsões de óleo-em-água, mas há outro adjuvante que tem sido alvo de discussões ultimamente, em especial depois das vacinas contra a Covid-19 que utilizam mRNA. Trata-se do lipossoma, uma microcápsula de gordura que recobre o mRNA e o protege de RNAses (moléculas que degradam o RNA e existem em grande quantidade circulando em nosso corpo) até que ele chegue em nossas células e produza a proteína para a qual esse mRNA foi desenhado. No geral, isso é o que mais se discute sobre essas capsulazinhas de gordura, mas elas têm um excelente efeito adjuvante. Por exemplo, os lipossomas podem encapsular o mRNA, assim como outros antígenos, como proteínas, e atuar como veículos de entrega de antígenos. Isso acontece através da interação direta dessas partículas de gordura com as células apresentadoras de antígenos que, por sua vez, irão ativar as células T. Essas informações são conhecidas e utilizadas antes mesmo da Covid-19. Por exemplo, os sais de alumínio, emulsões de óleo-em-água e/ou lipossomas têm sido combinados para ativar e modular a resposta imunológica, com o objetivo de conseguir a imunidade desejada contra os patógenos para os quais as vacinas foram desenhadas, pois com formulações mais complexas tem-se conseguido a indução de respostas imunes de anticorpos e celulares mais potentes.

Um exemplo de adjuvante desenvolvido e licenciado que usa diferentes formulações e compostos é o AS0 (do inglês Adjuvant Systems – AS). Esse composto é baseado numa combinação de moléculas muito bem conhecidas, como os sais de alumínio, emulsões e lipossomas. Esses adjuvantes foram desenvolvidos nas últimas três décadas e o primeiro exemplo bem-sucedido dessa combinação, e que está licenciado para uso humano, é o AS04, que utiliza o Monofosforil Lipídio A (MPL) adsorvido em sais de alumínio — a depender da vacina, pode ser hidróxido de alumínio ou fosfato de alumínio.

O composto AS04 contém moléculas que ativam receptores de ativação das células do sistema imune inato, como as células apresentadoras de antígenos, levando-as à maturação, fazendo assim com que produzam citocinas que aumentam a migração de diversas células do sistema imune para o local da injeção, assim como contribuem para a maturação e diferenciação das T helper para o tipo Th1, o que favorece a ativação da imunidade celular — mais especificamente das células T citotóxicas — e também da imunidade humoral. O adjuvante AS04 está sendo utilizado em duas vacinas licenciadas para uso humano: as vacinas para combater o vírus da hepatite B (HBV) e contra o papilomavírus humano (HPV). O melhoramento dessas formulações é crucial para fazermos com que as vacinas estimulem o sistema imunológico de todos que receberem o imunizante, mesmo aquelas pessoas com alguma doença que pode afetar a resposta do organismo às vacinas. O exemplo de uso desse adjuvante AS04 se encaixa muito bem nessa situação, pois as vacinas contra HBV que usam apenas sais de alumínio têm pouca resposta em pacientes em hemodiálise, por exemplo. Quando se usa o composto AS04, contudo, a resposta é muito mais robusta. Contra o HPV, a vacina que utiliza AS04 demonstrou uma resposta imune bastante robusta e duradoura. Trabalhos científicos mostram que a imunidade de pessoas vacinadas com esta vacina tem eficácia protetora de quase 100% após uma década de vacinação.

E não é apenas de AS04 que os adjuvantes compostos são utilizados, pois o AS03 é outro composto que tem conseguido enorme sucesso na utilização de vacinas licenciadas para o uso humano. Outra coisa, lembra de quando falei das vitaminas e de sua importância para o sistema imunológico? Pois é, uma vitamina muito amada pelas pessoas, que é a vitamina E, é utilizada para formular o adjuvante AS03. Falo vitamina amada, pois além das ações importantes naturais em nosso corpo, ela é muito usada em cosméticos, e sabemos que se tiver a possibilidade de melhorar a beleza física, o povo ama e paga qualquer coisa. Mas, voltando para a vacina, a composição do adjuvante AS03 é feita através da mistura da vitamina E com emulsão de óleo esqualeno em água. Assim como acontece com a resposta às vacinas que contêm o composto AS04, com a utilização do adjuvante AS03 as células do sistema imune inato respondem com a produção de diversas citocinas e quimiocinas que induzem o recrutamento de diversas células do sistema imunológico, ativando a imunidade adquirida com maior robustez. Além disso, com a utilização desse adjuvante para formular uma vacina contra gripe, observou-se não haver necessidade de uma alta concentração de antígenos vacinais, fazendo com que a imunidade fosse robusta, ao mesmo tempo que economiza antígenos vacinais.

Por fim, um último composto adjuvante da categoria "Adjuvant Systems" licenciado para uso humano é o AS01, que combina lipossoma, MPL e o QS21, que é um extrato vegetal derivado da saponina, componente orgânico encontrado em diversas plantas e alimentos. Então não custa frisar que na natureza a gente encontra de tudo que pode servir à vida da melhor forma. Realmente o AS01 tem grande serventia, através da utilização como adjuvante para formulação vacinal, que induz a produção significativa de células Th1 e T citotóxicas, um dos grandes gargalos no desenvolvimento de vacinas para diversos alvos, como microrganismos mais complexos. Inclusive, o AS01 está sendo usado em uma vacina inativada contra o vírus *Herpes zoster*, capaz de induzir alta proteção, com eficácia acima de 90% em pessoas com cinquenta anos de idade ou mais.

Lembra quando falei que, com o passar dos anos, as pessoas tendem a diminuir significativamente a capacidade de resposta imunológica?

Isso acontece devido à imunossenescência, envelhecimento natural do sistema imune. Citei também que um fator crucial da imunossenescência é a queda da produção de células T, pois o timo (órgão de maturação e onde acontece parte do desenvolvimento das células T) tende a atrofiar, consequentemente, a produção de células T virgens cai significativamente. Pois é, a gente precisa desenvolver estratégias para compensar as ações do tempo. Por isso, e por outras milhões de razões, o desenvolvimento científico é tão importante. Mas vale ressaltar que isso precisa ser feito para servir ao público, à vida, pois quando temos apenas o capital privado no controle, a saúde passa a ser para poucos. Falo isso nesse contexto, pois essa vacina que usa o composto adjuvante AS01 contra *Herpes zoster* custa aproximadamente mil reais. Ou seja, em um país com dezenas de milhões de pessoas abaixo da linha da pobreza, mil reais serão utilizados para diversas outras coisas por essa população, como alimentação e moradia, não para vacina, pois não sobra dinheiro para tal função.

Citei a vacina licenciada contra o vírus *Herpes zoster* que usa o adjuvante AS01, mas há outra que vale muito a pena citar, que é uma vacina contra a tão temida e complexa malária. Esta vacina foi licenciada e está sendo implementada na África, algo que é extremamente acalentador, pois estamos nessa luta contra o parasita causador da malária há muito tempo e temos sofrido demais para conseguir uma vacina capaz de induzir uma resposta protetora. Além dessas vacinas, existem diversas outras em estudos clínicos que usam o AS01 em sua composição, como vacinas contra o HIV e a tuberculose, por exemplo.

Apesar da composição do AS01 usar componentes adjuvantes bem conhecidos, ainda há detalhes para serem descobertos, em especial sobre os caminhos que esse adjuvante faz para induzir uma resposta tão notável em seres humanos mais velhos, devido à natural dificuldade de superar a imunossenescência. Falo que temos muito a descobrir, pelo olhar científico que naturalmente tenho devido a minha formação, mas esse composto adjuvante tem sido muito estudado e, naturalmente, aprendemos muito em estudos pré-clínicos, assim como em seres humanos.

Para concluir esta parte do livro, é importante sempre falar sobre o perfil de segurança dos componentes usados na formulação vacinal, pois temos muito conhecimento sobre isso. Essa carga de informações tem sido acumulada por décadas, através de múltiplos estudos em diversas partes do mundo. E isso precisa ficar sempre bem claro, para que muitos negacionistas oportunistas não utilizem certas informações para colocar em xeque o perfil de segurança dos adjuvantes e de outros componentes vacinais. Essa avaliação, como falei, tem sido feita por quase um século utilizando os adjuvantes a base de sal de alumínio, e por décadas com os demais adjuvantes licenciados para uso humano, nos mais diversos grupos, como crianças, adolescentes, adultos e idosos. Os efeitos colaterais têm sido amplamente avaliados para garantir um perfil de segurança aceitável nos ensaios clínico. A reatogenicidade, ou seja, a reação adversa gerada pelo corpo contra os compostos vacinais, é comum no local da imunização, podendo gerar outros mal-estares leves a moderados e de curta duração. Mas, sempre, a vacina terá uma relação de risco-benefício extremamente positiva a favor da saúde pública.

# 8. Novas Vacinas

Historicamente, o desenvolvimento vacinal utilizando organismos atenuados (enfraquecidos) ou inativados ("mortos"), mostrou excelentes resultados práticos. No entanto, havia (e ainda há) a necessidade de ampliar as estratégias vacinais, assim como de nos aprofundarmos na relação da vacina com o sistema imunológico, pois a maneira como eram projetadas apresentava vantagens e desvantagens, como previamente discutidas. Além disso, algo que precisávamos dar continuidade no desenvolvimento vacinal era quanto à qualidade das vacinas, no intuito de induzir respostas imunológicas robustas e duradouras, ao mesmo tempo em que mostraríamos segurança, ou seja, vacinas mais potentes, menos reatogênicas, de ampla aplicabilidade e mais bem caracterizadas. Precisamos sempre lembrar que a vacina é um pacto social em prol da saúde pública, dessa forma, também temos que pensar na acessibilidade financeira associada à sua produção. Imagine se tivermos que produzir os vírus ou bactérias inteiras para depois atenuar ou inativar. Isso é bastante custoso, principalmente porque é necessário construir laboratórios e fábricas com níveis de segurança muito elevados, dados os tipos de bactérias e vírus manipulados nesses espaços.

Dessa forma, o passo seguinte no desenvolvimento vacinal foi o desenvolvimento de estratégias que utilizassem apenas pedaços, subunidades dos patógenos, por exemplo proteínas, que não confeririam qualquer risco biológico.

Pois é, esse foi um passo importante no processo do desenvolvimento vacinal. Por isso, trataremos essa estratégia como "nova", para produzir vacinas a partir de fragmentos dos patógenos, que são importantes alvos antigênicos. Vale fazer uma ressalva sobre a afirmação de essas serem "novas vacinas", pois existem as vacinas toxoides, feitas com subunidades bacterianas, que são bem antigas e são os primeiros exemplos de vacinas de subunidades. Embora façam parte da categoria de subunidades, essas vacinas são, também, do grupo das vacinas inativadas, mas não de organismos inteiros. Elas foram desenvolvidas num período que ainda não tínhamos conhecimento das estratégias de manipulação genética, e são a base do desenvolvimento vacinal com subunidades. Um exemplo de vacina toxoide é a vacina contra o tétano e difteria, que foi produzida através de proteínas bacterianas (subunidade) liberadas em nosso organismo, ao invés de um componente estrutural da bacteriano, pois essas exotoxinas (toxinas secretadas) são os componentes responsáveis pelos problemas clínicos da doença. Pensando assim, fica fácil perceber que as vacinas do tétano e da difteria foram desenvolvidas para produzir anticorpos capazes de neutralizar as toxinas liberadas pelas bactérias, não contra a infecção bacteriana. Mas não poderíamos injetar tais componentes; dessa forma, essas subunidades precisaram ser inativadas. Sendo assim, um passo no desenvolvimento dessas vacinas foi conceitualizar que o nosso sistema protetor poderia identificar essas subunidades bacterianas, mesmo inativadas, e gerar uma resposta protetora no organismo imunizado sem que houvesse dano. E, quando falo que esse exemplo não é tão novo assim, é porque o desenvolvimento da vacina contra a difteria foi feito nas primeiras décadas do século XX, ou seja, no período que os estudos das vacinas de organismos inteiros estavam "a todo vapor". Os passos seguintes para o desenvolvimento científico dessa área foram dados para produzir vacinas explorando muito mais as tecnologias e conhecimento de biologia celular e molecular. O objetivo era conhecermos muito mais da genética dos microrganismos, assim como da nossa — que receberia as vacinas. Dessa forma, as vacinas passaram a ser estudadas e produzidas de uma forma que, antes de serem licenciadas para uso humano, tivessem sido mais bem caracterizadas. E esses passos foram dados, principalmente, a partir da segunda metade do século XX, depois do conhecimento estrutural da molécula de DNA, e de demais detalhes do material genético humano e dos microrganismos.

## 8.1. Novas Vacinas — As Vacinas de Subunidades

Pensemos que o foco é desenvolver vacinas utilizando apenas uma parte dos microrganismos. Dessa forma, surgem alguns desafios para identificar qual parte do patógeno poderíamos usar. Pode ter certeza, até hoje esse é um grande desafio, pois cada microrganismo tem suas peculiaridades, o que requer muita atenção. Por exemplo, com a pandemia da Covid-19, o foco foi a utilização da proteína Spike (as coroas, espículas do vírus). Para chegar a essa conclusão, utilizou-se o conhecimento prévio de que a família desse tipo de vírus utiliza a proteína Spike para infectar as células do hospedeiro. Assim sendo, poderíamos aproveitar essas informações para produzir vacinas que fossem capazes de neutralizar o vírus antes de infectar nossas células. Claro que foram utilizadas diversas tecnologias modernas nessa produção, como os Vetores virais e mRNA (falarei sobre essas técnicas nos próximos capítulos), mas o princípio do uso de subunidades foi aplicado nessas vacinas. Pois é, o conhecimento vai sendo somado e aprimorado ao longo do tempo, por isso hoje, quando temos condições de fazer pesquisa, respondemos de maneira muito rápida e eficiente, como visto durante a pandemia.

Voltando para o desenvolvimento vacinal pela utilização de subunidades dos microrganismos, essas partículas antigênicas podem ser diversas, desde proteínas, peptídeos (pedaços das proteínas) até polissacarídeos ou a combinação de mais de uma partícula, para induzir uma resposta imunológica protetora, específica para um microrganismo ou até mesmo vacinas multivalentes, para combater múltiplos patógenos.

Antes de continuar, caro leitor deixe-me fazer uma pergunta: você lembra que eu tinha dito que um dos objetivos do desenvolvimento vacinal era melhorar os custos, tornando as vacinas mais baratas quando comparadas às mais antigas? Pois bem, com o uso de tecnologias para produzir vacinas de organismos inteiros, requeria-se laboratórios com alta segurança etc., certo? Então, as coisas não seguiram bem assim, pois as novas estratégias vacinais tornaram-se mais exigentes, fazendo com que as coisas não fossem bem como imaginávamos, em especial quanto aos custos de produção das vacinas.

Mas claro que para falarmos sobre custos de uma vacina, precisamos considerar os múltiplos fatores envolvidos que podem encarecer ou baratear o produto final, pois existem diversas questões envolvidas no preço, desde os compostos utilizados até as técnicas aplicadas, o local de fabricação, as condições para o transporte e armazenamento, assim como a demanda, pois se forem doenças raras, o valor pode aumentar significativamente, e/ou fazer com que a vacina não seja desenvolvida. Dessa forma, é muito importante ter uma visão mais ampla das coisas, não apenas a científica, pois nos ajuda a compreender as múltiplas questões que estão por trás do desenvolvimento científico, para assim podermos atuar de forma mais consciente e conseguirmos colaborar nos mais diversos aspectos e da melhor maneira. Por isso, não é porque uma doença é rara que não há necessidade de prevenção e/ou tratamento. O que é preciso, outrossim, é que as ações sejam mais organizadas para que o poder público faça sua parte e ofereça condições de vida dignas para a sociedade — e a saúde está nesse pacote. Isso significa que eu acho que o capital financeiro privado não deve participar? Não é esse o meu ponto, mas sim que o poder público não lave as mãos e entregue tudo para o capital privado. O ideal é que encontremos um balanço saudável e lucrativo para todos. Pode acreditar, a ciência e a saúde não são prejuízos para o Estado, pelo contrário, investir no desenvolvimento científico é bastante lucrativo. Não existe nenhuma nação dita de primeiro mundo sem o desenvolvimento científico avançado, para tornar o país competitivo. E, em guerras que gerem morte nós não devemos participar, mas na guerra do conhecimento e científico, essa é de extrema importância que entremos com tudo, caso contrário, seremos vassalos das nações desenvolvidas cientificamente.

Tendo essa compreensão, podemos prosseguir com as etapas de desenvolvimento científico para produção vacinal com as estratégias de subunidades, desde os estudos pré-clínicos até os estudos em seres humanos, a fabricação e o processamento dos produtos em boas condições, para serem licenciadas pelas agências reguladoras e as vacinas levadas para a sociedade em nível de excelência, desde a eficácia até a segurança.

A metodologia utilizada para obter os antígenos, as subunidades vacinais, tem acompanhado os avanços de estudos na área da genética e utilizando diversas técnicas de biologia molecular. Claro que, primeiro, precisamos "escolher", definir um alvo, para podermos aplicar as tecnologias. Por exemplo, uma técnica que ficou muito conhecida socialmente no período da pandemia da Covid-19 foi o PCR, ou rtPCR, que é a sigla da definição em inglês "*Polymerase Chain Reaction*" — traduzindo literalmente significa "reação em cadeia da polimerase". As letras "rt" que antecedem o PCR representam um avanço dessa tecnologia que significa "*real-time*" (em português, "em tempo real"). Ou seja, podemos fazer o PCR de forma muito mais rápida do que antes.

Você pode perguntar o que tem a ver esse teste PCR com o desenvolvimento de vacinas, não é verdade? Te digo que tem total relação, pois as tecnologias são desenvolvidas e ampliadas para o máximo de utilidades possível. Com o PCR, fazemos cópias de um vírus, por exemplo, ou até parte dele. No diagnóstico, esse teste é muito sensível, pois mesmo que tenhamos uma baixa carga viral, com poucas cópias do vírus em nosso corpo, essa tecnologia pode pegar as poucas cópias virais e ampliá-las, facilitando a identificação. Essa amplificação faz cópias idênticas, através das reações de cadeias de polímeros, que são moléculas grandes, ou macromoléculas, formadas a partir de pequenas unidades, os Nucleotídeos ("tijolos" que formam os ácidos nucleicos, o DNA e o RNA) que formam o material genético. Ou seja, durante a polimerização com a técnica do PCR, as informações que existem no polímero viral, por exemplo, fazem combinações químicas "tijolo por tijolo" para formar uma nova cópia do vírus ou um fragmento dele, como a proteína Spyke do Coronavírus, ou alguma proteína de outros vírus, como o da Dengue, ou de bactérias etc.

Para a produção de vacinas, com a amplificação do material genético do patógeno por PCR, a gente consegue obter cópias suficientes para fazermos clonagem em outro sistema genético que possa expressar em proteína. Lembre-se, nem todo sistema faz expressão, apenas algumas construções genéticas específicas.

Outra coisa, você se recorda quando o seu professor de biologia falava do dogma central da biologia molecular? Quando ele explicava os passos em que a informação passa do DNA até chegar na produção da proteína?

Pois é, essa é a base dos estudos na biologia molecular, incluindo vacinas. Isso é importante saber, pois aplicamos esse conhecimento para produzir os componentes vacinais desde a tecnologia de subunidades, até outras vacinas mais modernas, como exemplo as de Vetores virais, mRNA e DNA (falarei mais adiante). Apenas recordando, o DNA (exemplo da vacina de DNA) é o molde para transcrever e fazer moléculas de RNA (lembrem das vacinas de mRNA), e os RNAs serão traduzidas em proteínas. Então, a gente usa todas essas informações básicas para podermos aplicar no desenvolvimento de vacinas.

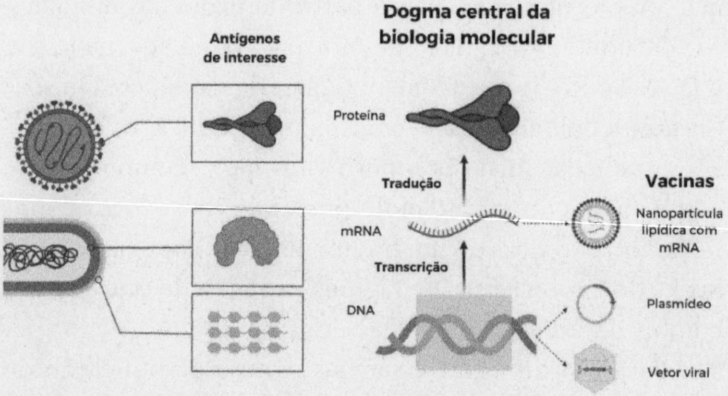


Figura 13

Apesar de usarmos informações "básicas", essas tecnologias exigem uma formação bastante especializada para, por exemplo, sabermos escolher os melhores vetores para clonar e expressar uma proteína de algum patógeno alvo das vacinas que queremos desenvolver. Cada proteína tem suas características que precisam ser bem avaliadas para podermos inserir no melhor vetor, garantindo que sua produção seja da melhor qualidade possível, nos diversos aspectos, pois esse será o componente-chave das vacinas e precisa estar em condições de ser reconhecido como estranho pelo sistema imunológico, de uma forma que a imunidade induzida seja robusta, precisa e gere memória. Além de selecionar os melhores caminhos de produção dos antígenos vacinais, é necessário pensar nos passos seguintes, como a purificação dos antígenos produzidos e na produção em escala industrial.

Durante o processo de desenvolvimento de vacinas, é necessário que as equipes de pesquisa tenham um grupo multidisciplinar, capaz de entender as diversas formas de produção dos antígenos vacinais, seja com a utilização de bactérias, seja por células de mamíferos ou por leveduras — enfim, buscar o que há de melhor para cada alvo antigênico com que pretendem trabalhar. Essas são estratégias em que temos trabalhado por muito tempo, no entanto, não são as únicas, pois com o contínuo processo de automação, surgiram diversos equipamentos que sintetizam moléculas com um alto grau de pureza, como exemplo os peptídeos (pedaços das proteínas), porém esse é um processo muito mais caro quando comparado a estratégias de produção dos antígenos através de vetores inseridos em células eucarióticas e procarióticas. Além disso, a síntese artificial é muito complexa e dificilmente produzirá componentes grandes, como uma proteína inteira, entre outras condições que nos levam a optar por produzir os antígenos vacinais de forma "natural", quer dizer, sem o uso de um equipamento que substituirá a maquinaria natural das células.

As vacinas de subunidades são extremamente trabalhosas e requerem uma enorme exigência científica, desde os profissionais, até os equipamentos usados e possível produção em larga escala. Por essas e outras razões, uma consequência foi o "afastamento" dessa tecnologia para gerar vacinas licenciadas para o ser humano. Porém, a enorme demanda exigida com elas gerou um grande avanço no conhecimento científico. De toda forma, existem vacinas de subunidades licenciadas para uso humano, além da vacina antitetânica, como supracitada. Outro exemplo é a vacina contra a bactéria *Haemophilus influenzae* tipo b, causadora da meningite, entre outras doenças. Essa é uma vacina de subunidade conjugada, que utiliza o polissacarídeo bacteriano conjugado com moléculas de proteínas.

Não sei se você lembra da parte do sistema imunológico em que comentei que as células T só reconhecem fragmentos moleculares de proteína. Assim sendo, o polissacarídeo, um dos compostos da vacina antimeningite, não ativa a imunidade celular — dessa forma, a imunidade protetora depende, quase exclusivamente, de anticorpos. Claro que, como falei, essa vacina não contém apenas polissacarídeos, mas esse é um dos principais compostos vacinais, portanto, vale a pena falar dessa questão.

Para concluir, vale dizer que os estudos para desenvolver vacinas de subunidades geraram enormes desenvolvimentos científicos, porém, uma das limitações que não se pôde superar com essa tecnologia vacinal foi a continuidade do uso de adjuvantes para que as formulações vacinais induzam uma resposta imunológica robusta e protetora. O fato de essas vacinas de subunidades terem capacidade limitada para induzir resposta imune celular, por exemplo, faz com que a proteção induzida por elas seja relativamente fraca contra organismos mais complexos. Além disso, geram pouca memória imunológica se não tiverem excelentes compostos adjuvantes. Dessa forma, temos que continuar com as pesquisas com insistência e criatividade, para conseguirmos melhorar o desenvolvimento de vacinas com mais eficiência, segurança e com a possibilidade de levarmos para toda a população, independentemente dos grupos etários, sexo, condição de saúde ou financeira. É uma eterna caminhada, mas com a certeza de que teremos luz nessa jornada.

## 8.2. Novas Vacinas — As Vacinas que Parecem os Próprios Vírus, Mas Não São!

Como tenho dito incansavelmente, temos (nós, cientistas de diversas partes do mundo) buscado incansavelmente desenvolver vacinas seguras, eficazes e acessíveis. Para isso, precisamos trabalhar de forma criativa para gerar condições de criar vacinas contra diversos patógenos, pois (repito insistentemente) a vacinação é a melhor ferramenta profilática contra doenças infecciosas, e essa "arma" tem respondido muito bem no combate a uma série de microrganismos causadores de morbidade e mortalidade humana no mundo inteiro.

No estágio de conhecimento que vivemos, a criatividade precisa aflorar continuamente para utilizarmos as tecnologias que temos para o desenvolvimento de estratégias vacinais que ofereçam a efetividade que as vacinas de organismos atenuados proporcionam, assim como a segurança das vacinas de organismos inativados e a especificidade das vacinas de subunidades, sem a necessidade da utilização de compostos adjuvantes, para que esses produtos se tornem mais acessíveis financeiramente e de fácil distribuição. Por exemplo, precisamos pensar em formulações que não precisem de condições especiais de conservação e armazenamento, para podermos levar a todas as partes do mundo sem que o produto se torne custoso a ponto de ficar inacessível. Talvez, caro leitor, você pense que isso é muito devaneio, e te digo que você pode estar correto, mas o que seria da vida se os devaneios e inspirações não guiassem nossas aspirações? Penso que seria muito sem graça! Então vamos ser técnicos, manter os rigores científicos, mas jamais perder a leveza para criar!

Pois bem, vamos lembrar de algumas coisas sobre o que já conversamos, e conectar com o que estamos discutindo. Memorize: a utilização de adjuvantes, os "Viagras" das vacinas, está muito bem estabelecida e oferece vantagens práticas para melhorar e modular as respostas imunes ao antígeno desejado, como bem discutido anteriormente. Porém, não temos muitos adjuvantes licenciados para uso humano, e dependemos bastante dos sais de alumínio utilizados como adjuvantes para formular vacinas de forma acessível, com baixo custo, boa efetividade e segurança. Mas, como previamente discutido, esse e os outros adjuvantes licenciados têm uma enorme limitação para gerar respostas de células T, em especial as células Th1 e T citotóxicas. Sei que ao falar isso, fica um tanto quanto repetitivo, mas essa é a base para os passos seguintes no desenvolvimento de vacinas capazes de ativar o sistema imunológico inato e adaptativo de forma robusta e protetora a curto e longo prazo.

Bom, os passos seguintes da ciência imunológica com vacinas foram com a inserção de ferramentas versáteis e com alta capacidade de ativação do sistema imunológica — tanto a imunidade inata quanto a adaptativa (humoral e celular) —, além de seguras e economicamente viáveis, claro. Com isso, as VLPs, do inglês *Virus-Like Particles* (partículas semelhantes a vírus), surgiram como uma estratégia muito importante para a criação de diversas vacinas. Simplificadamente, as VLPs são estruturas multiprotéicas com capacidade de se automontar e gerar partículas que imitam o próprio vírus, seja na forma e composição estrutural, seja no tamanho do vírus de que as proteínas utilizadas são derivadas. Ou seja, parecem o vírus, mas não são. São um tipo um boneco inflável, que pode gerar um enorme impacto visual e atrair muitas pessoas, mas sem qualquer conteúdo interno. Bom, assim são as VLPs, atraem muito bem o sistema imunológico, pois carregam as características aparentes dos vírus, mas não têm conteúdo interno, como material genético, a não ser que a gente coloque. Dessa forma, por falta do genoma viral, as VLPs não têm capacidade de replicação, como acontece com as vacinas de vírus atenuados. No entanto, por não serem partículas inativadas ou desnaturadas e utilizarem proteínas específicas, elas ativam o sistema imunológico de forma robusta, direcionada pela especificidade e capaz de gerar proteção, memória e manter a segurança. Por isso, a questão de "parecer uma coisa, mas não ser", muito pouco importa para criação das vacinas, pois aqui a gente vive de resultados, algo que as VLPs oferecem muito bem.

As VLPs têm sido muito bem caracterizadas há décadas. Elas são compostos biodegradáveis e não infecciosos, utilizadas com sucesso para o desenvolvimento de vacinas que, inclusive, estão licenciadas para uso humano. O grande sucesso dessas plataformas foi com sua aplicação para desenvolver vacinas contra hepatite B (HBV) e o papilomavírus humano (HPV). Pense: nós estamos falando aqui de dois vírus oncogênicos (causadores de neoplasias, tumores) em seres humanos. Portanto, essas vacinas geram um impacto positivo difícil de imaginar, por sua capacidade de combater essas viroses.

Hoje em dia, uma das grandes discussões sobre vacinas gira em torno do desenvolvimento de imunizantes terapêuticos para combater diversos tipos de cânceres. Inclusive as vacinas que usam plataforma de VLPs têm sido bastante exploradas com isso. Mas ao citar o exemplo dessas duas vacinas contra o HBV e o HPV, dá para perceber que já trabalhamos contra esse mal, o câncer, de forma preventiva e isso tem dado muito certo.

As vacinas contra o HBV e o HPV são vacinas profiláticas que usam proteínas virais automontantes capazes de formar VLPs. Lembra, quando falei sobre vacinas de subunidades, de que um passo muito importante para o desenvolvimento de vacinal é encontrar o alvo correto? Então, o princípio do desenvolvimento de vacinas com VLPs tem essa mesma característica, mas nesse caso, devem ser proteínas capazes de se arranjarem em partículas semelhantes ao vírus original da proteína, tanto na forma quanto antigenicamente, ou seja, o antígeno que será capaz de ativar o sistema imunológico para induzir proteção contra o patógeno, que a vacina foi desenvolvida. Lembre-se, vírus envelopados, ou seja, que possuem envoltório mais externo, além do nucleocapsídeo, têm múltiplas proteínas em suas superfícies que são reconhecidas pelo sistema imunológico, a ponto de serem neutralizados. E o conhecimento desses antígenos é extremamente importante para podermos produzi-los e utilizá-los como compostos vacinais. Com isso, a resposta imune será específica, precisa, cirúrgica e capaz de impedir que o vírus faça de nossos corpos suas casas.

Nossos corpos, nossas regras! Só acessa quem tem permissão!

E os vírus da hepatite B e HPV não há permissão alguma, muito menos deixar que eles se propaguem em nossos corpos. Caso esses vírus consigam invadir, infectar, precisamos estar preparados para atacá-los de maneira eficiente, precisa, e não permitirmos que eles se propaguem e causem problemas para nossa saúde. Por isso, os principais antígenos utilizados na produção das vacinas baseadas em VLPs contra esses dois vírus são, a proteína L do HPV, em especial a L1, e a proteína S do HBV.

Essas proteínas foram selecionadas após muitos estudos mostrarem que elas conseguem se arranjar espontaneamente e formar VLPs, dessa forma, são apropriadas para serem utilizadas como plataformas de vacinas semelhantes a vírus, além de serem excelentes alvos de anticorpos neutralizantes.

A proteína L1 que é utilizada para desenvolver vacinas é uma proteína transmembrana do capsídeo do vírus HPV, que se liga à superfície das células para a entrada de partículas virais. Dessa forma, fazer com que o sistema imunológico ataque um componente estrutural e exposto do vírus é um passo importante para que a vacina tenha efetividade e impeça a infecção viral em novas células do hospedeiro. Bom, esse é o hóspede mais que indesejado.

A proteína S é um antígeno de superfície do vírus da hepatite B, amplamente utilizado na formulação de vacinas profiláticas para prevenir a infecção da população pelo HBV através da ativação do sistema imunológico, gerando anticorpos neutralizantes.

Como frisei antes, o avanço nos estudos com vacinas produziu conhecimento tecnológico bastante sofisticado, que favoreceu sua utilização para os passos seguintes do desenvolvimento vacinal, por exemplo, com a tecnologia de VLPs. Existe um punhado de vacinas licenciadas para uso humano contra os vírus da HBV e do HPV comercializadas mundialmente, que passaram por grandes ensaios randomizados, com grupos placebos e duplo-cegos. Inclusive, no último capítulo deste livro, trago muitas informações sobre as fases de desenvolvimento de vacinas, desde o processo inicial, com estudos no laboratório, até os estudos clínicos para obter aprovação das agências reguladoras, assim como a vigilância pós-licenciamento.

Vamos falar um pouquinho mais sobre as VLPs, pois existem várias vacinas que usam essas plataformas, em diversos estágios de estudos, desde a avaliação pré-clínica — inclusive meu grupo de pesquisa trabalha com essas vacinas —, até diversos outros ensaios clínicos em andamento, pois são muito boas para serem exploradas, devido a sua efetividade, segurança e plasticidade.

O enorme sucesso das vacinas contra HBV e HPV que utilizam VLPs despertou a atenção de diversos grupos de pesquisa no mundo inteiro para explorar cada vez mais essa tecnologia, desde vacinas com VLPs homólogas — em que as vacinas são produzidas com VLPs derivadas do vírus causador da doença —, até a utilização dessas plataformas para entregar outros antígenos, ou seja, vacinas de VLPs heterólogas.

Lembra que falei que nem todas as proteínas têm a capacidade de automontagem e formação de VLPs? Por exemplo, a proteína do Envelope do vírus Chikungunya tem essa característica, mas as proteínas do Envelope dos vírus da Dengue e Zika não têm. Contudo, essa plataforma de VLPs tem sido utilizada para desenvolver vacinas contra o Zika e Dengue. Para isso, uma VLPs é feita através da utilização de alguma proteína viral que não cause prejuízo à nossa saúde, e conjugada com as proteínas do Envelope daqueles vírus para formular uma vacina. Com isso, o sistema imunológico vai reconhecer tanto as VLPs carreadoras quanto os próprios antígenos dos vírus. Assim, as VLPs podem servir como carreadoras e como adjuvantes ao mesmo tempo. Outra questão importante é o fato de que alguns componentes virais podem ser o gatilho da doença, dessa forma, não podemos utilizá-los. Um exemplo clássico e fácil de entender é o caso do vírus da Dengue, pois é de conhecimento popular que quando nos infectamos com um determinado sorotipo da Dengue, ele induzirá a proteção imunológica contra o mesmo sorotipo caso nos infectemos novamente. Mas quando nos infectamos com sorotipos diferentes, por exemplo, primeiro com o sorotipo 1 e, em outro momento, com o sorotipo 2, não apenas não temos proteção, mas essa reinfecção pode provocar a doença num estado mais grave, como acontece com a Dengue hemorrágica. De forma simplificada, isso acontece porque os anticorpos contra o sorotipo 1 do vírus da Dengue podem reconhecer o vírus do sorotipo 2 (ou outro sorotipo, tipo o 3 e o 4) e se ligar, mas não a ponto de neutralizar. Com a ligação dos anticorpos incapazes de neutralizar o vírus, isso pode favorecer a entrada do patógeno em células em que antes não tinham "porta de entrada". Isso acontece porque os anticorpos não neutralizantes que estão ligados no vírus servirão como um tipo de chave para abrir a porta de diversas células. Seria como abrir a porta de nossa casa e colocar um bandido lá dentro, pensando que teríamos o algemado/amarrado/neutralizado, mas a amarração (neutralização) não foi bem-feita. Com isso, ao invés de prendê-lo, nós disponibilizamos a própria casa (a célula) para o vírus usar e "se espalhar" (replicar), até destruir tudo e sair para invadir outros lugares, outras células. Isso pode aumentar tanto a viremia ao ponto de gerar uma resposta imunológica exacerbada e sistêmica, através de tempestades de produção de citocinas, o que fará com que o corpo sofra enormes danos, algumas vezes irreparáveis. Dessa forma, precisamos ser muito cautelosos na escolha dos antígenos e usar as melhores estratégias para desenvolver as vacinas.

As VLPs têm sido excelentes aliadas no desenvolvimento de vacinas. Quando analisamos a literatura científica, além dos trabalhos que coordeno, temos achados que demonstram que as VLPs têm enorme potencial em estudos pré-clínicos, assim como em estudos clínicos, através da indução de potentes respostas imunológicas em camundongos, em primatas não humanos e em seres humanos, tanto com VLPs homólogas, quanto com VLPs heterólogas, através da modulação de compostos antigênicos acoplados à superfície das VLPs, fazendo com que os antígenos sejam tão imunogênicos quanto elas próprias.

Há mais uma questão crucial sobre essas partículas: o tamanho. Sim, o tamanho importa, não adianta tentarmos negar isso! Não precisa ser muito grande, basta ter o tamanho ideal para entrar no corpo, ser reconhecida e percorrer de forma suave. E as danadas das VLPs têm o tamanho ideal, com o diâmetro na faixa de 20 a 200 nm, além de um formato bem definido, geralmente icosaédricas ou helicoidais (em forma de bastonete), o que faz com que trafeguem até os linfonodos, onde são capturadas e retidas até o desencadeamento de respostas imunológicas protetoras.

Outra coisa, já ouviu aquela frase de que, quando repetimos muitas vezes a mesma mentira, ela parece verdade? Pois é, a repetição de proteínas usadas para formar as VLPs, os vírus fakes, faz com que o sistema imune "acredite" tratar-se de um vírus de verdade, repleto de antígenos perigosos que podem prejudicar nossa saúde. E essa é uma característica muito interessante das VLPs, pois elas são constituídas por repetidos monômeros de proteínas estruturais de um determinado vírus, que ativam de forma potente o sistema imune. O formato similar que compartilham com vírus naturais faz com que essas partículas sejam reconhecidas eficientemente por células apresentadoras de antígenos, e os apresentem para as T. Não esqueça, as células T reconhecem especificamente os antígenos proteicos. Para um estímulo eficiente das células T, é necessário que os componentes vacinais tenham a capacidade de estimular alguns receptores celulares inatos, que amplificam e modulam a resposta imunológica adaptativa, como os receptores tipo Toll (TLR, do inglês Toll-like receptors), ou outros receptores sobre os quais não precisamos nos aprofundar aqui. Todavia, é importante saber que precisamos ativar essas moléculas, pois desempenham funções primordiais no sistema imunológico inato, que potencializa a resposta imune adaptativa. Sendo assim, as VLPs têm demonstram excelente resultados na ativação da resposta imune inata através da inserção de agonistas de receptores importantes para a ativação da imunidade como um todo, seja a humoral, seja a celular. Unindo ao intrínseco potencial das VLPs, existem os padrões moleculares associados aos patógenos reconhecidos pelas células do sistema imune inato, além de serem compostos proteicos — dessa forma, são reconhecidas pelas células T. Outro ponto importante quanto à repetitividade das proteínas que constituem as VLPs é que essa característica dos antígenos permite a reticulação eficiente com os receptores de antígenos de células B, e faz com que essas células produzam os anticorpos de forma dependente e independente de células T.

Isso quer dizer que as VLPs são os componentes perfeitos? Claro que não! Perfeito só Jesus, cujo primeiro milagre foi transformar água em vinho, e orientou a humanidade com os melhores ensinamentos para viver em paz e harmonia. Aqui a gente produz vacinas como seres humanos, que mesmo buscando excelência, sempre há algo para melhorar.

Apesar dessas vacinas com plataformas de VLPs demonstrarem uma enorme capacidade de resposta imunológica, além de excelente segurança, precisamos incrementar com alguns componentes que sejam reconhecidos por receptores celulares, capazes de ativar a resposta imunológica de células T de forma mais robusta, ao mesmo tempo que as modulamos e direcionamos corretamente. Sim, a ativação correta das células T não é fácil! Por isso, temos trabalhado muito para modificar as VLPs e inserir algumas partículas capazes de ativar os componentes específicos que precisamos estimular, de modo que seja modulado o estímulo por receptores previamente definidos. Estamos evoluindo e conseguindo diversos resultados que farão dessas partículas algumas das melhores plataformas vacinais, amplamente utilizadas em diversas partes do mundo.

Esses passos para o melhoramento tecnológico vacinal estão sendo dados, através da elaboração racional e otimização das VLPs, utilização de tecnologia de engenharia genética e os métodos biomoleculares, que otimizam os antígenos, geram respostas imunológicas mais robustas, mantendo a segurança e a estabilidade vacinal — ou seja, os mais diversos fatores que determinam a qualidade de uma vacina e que facilitam sua distribuição, sem exigir logísticas complicadas. Além disso, são vacinas de baixo custo.

## 8.3. Vacinas Supernovas — O Avanço no Uso da Tecnologia Genética

Estamos na Era das tecnologias genéticas, com conhecimento e técnicas suficientes para fazer manipulação gênica, gerando resultados com muito mais rapidez, eficácia e segurança. Não esqueça da demora que era criar uma vacina por atenuação (enfraquecimento) natural do microrganismo e da pouca certeza de que teríamos resultados seguros o bastante para testá-las em seres humanos. Pensando assim, teríamos que desenvolver estratégias novas, como discutido anteriormente, e evoluir com a ciência da manipulação do material genético, para aplicar às vacinas.

Hoje podemos citar três grandes estratégias modernas para o desenvolvimento de vacinas: as tecnologias de vetores virais, as vacinas de DNA e as de RNA mensageiro (mRNA). Com os resultados obtidos para combater a pandemia da Covid-19, vale detalhar as tecnologias de vetores virais, que produziram as vacinas da AstraZeneca/Oxford (AZD1222 (ChAdOx1 nCoV-19)), Janssen (JNJ-78436735 (Ad26. COV2.S)) e a vacina russa Sputnik V (Gam-COVID-Vac). Sim, embora a Sputinik V seja uma vacina bastante controversa, é importante citá-la, pois há detalhes em seu desenvolvimento que nos ajudarão a entender alguns motivos pelos quais ela não foi aprovada para a toda população, nem foi importada para utilização no Brasil. E, claro, a tecnologia de mRNA, que produziu as vacinas da Pfizer (BNT162b2) e da Moderna (Spikevax).

Como bem descrito anteriormente, houve um enorme avanço científico desde as primeiras vacinas de organismos atenuados, depois inativados, toxoides, subunidades até as VLPs. Com o crescimento científico, elucidaram-se diversas questões relacionadas à interação do sistema imunológico com os microrganismos causadores de doenças, o que consequentemente nos ajudou a entender os padrões de resposta imunológica para cada grupo de microrganismos. Isso nos conduziu a estudar e desenvolver estratégias vacinais capazes de modular a resposta imunológica. Algumas das grandes armas são as técnicas de biologia molecular e genética para o desenvolvimento de vacinas mais modernas. Mas não se engane, o que fazemos hoje com essas vacinas tem como base o que deu certo no desenvolvimento vacinal do século XX. Além disso, muitas vezes é necessário retornarmos para as tecnologias mais bem estabelecidas de produção de vacinas, ou seja, não pense que as tecnologias atuais vão substituir as antigas, mas sim que estão abrindo portas para explorarmos novos horizontes e desenvolvermos estratégias capazes de melhorar a saúde, nos mais amplos aspectos.

## 8.4. Vacinas Supernovas — As Vacinas de Vetores Virais

Incrível como falamos de assuntos como esses, usando palavras "técnicas" e as pessoas, de modo geral, passaram a entender e associar com os produtos vacinais que estão em nosso dia a dia. Realmente, é válido chamar atenção para isso, pois se eu pensasse em falar de vetores virais antes da pandemia, muita gente fora da ciência biomédica iria olhar para mim pensando que eu estava falando alguma língua esquisita, com um monte de coisa que só os cientistas falam. Pois bem, hoje fica fácil falar sobre esses temas, como vacinas de vetores virais, pois se alguém não entender no começo do diálogo, basta dizermos que são os vírus utilizados para carregar pedaços do Coronavírus e que produziu as vacinas da AstraZeneca/Oxford, Janssen e a Sputnik V.

Pois é, mas aqui a gente fala do tema e se aprofunda um pouco mais. Vale ressaltar que, basicamente, essas vacinas usam vírus que não causam doenças graves em seres humanos para carregarem parte de um outro microrganismo que pode induzir a uma doença grave, como o Coronavírus ou o Ebola. Realmente, os vírus vetores, carreadores, são praticamente inofensivos à saúde humana, mas são excelentes para entregar o código genético dos antígenos da vacina-alvo às células, para essas produzirem as proteínas de interesse e estimularem uma resposta imunológica. Um bom exemplo de vírus vetor é o Adenovírus, que faz parte de um grupo de vírus que geralmente causam doenças respiratórias leves, como o resfriado, e que podem ser manipulados geneticamente, retirando sua capacidade de se replicar, por exemplo, mas mantendo a estabilidade estrutural para inocular em nossos corpos. O objetivo não é apenas injetá-los, pois esse vetor precisa chegar em nossas células e depositar o material genético de parte do patógeno de que queremos nos proteger. Esse material genético, o código que enviamos para nossas células, será utilizado para produzir as proteínas do patógeno de interesse como as proteínas do Coronavírus ou do Ebola. As proteínas produzidas em nossas células serão apresentadas para o sistema imunológico, reconhecido como estranho, pois pertencem a um patógeno, e o sistema protetor vai atacar essas proteínas, pois, apesar de elas serem inofensivas, o sistema imune não quer saber, e não sabe, apenas ataca e destrói, pois elas são partículas estranhas, de um organismo que está associado ao acometimento de doenças. Por consequência, isso vai gerar memória imunológica para que quando tivermos contato com o vírus causador da doença, a nossa imunidade esteja apta a nos proteger. Simplificadamente, os vetores virais levam a informação genética do vírus patogênico, causador da doença, e usa nossa maquinaria celular para produzir as proteínas. Diferentemente das vacinas de subunidades e das VLPs, que são as próprias proteínas.

No caso dos vetores virais, assim como nas vacinas de DNA e mRNA (de que falarei no próximo capítulo), a principal característica é a utilização de material genético para não precisarmos passar por todo o processo trabalhoso de produção de proteínas vacinais em boas condições laboratoriais, estáveis e sejam estruturalmente reconhecidas pelo sistema imunológico como se fossem produzidas naturalmente em nosso organismo. Além disso, as proteínas/antígenos vacinais produzidas pelas nossas células, são apresentadas para as células T, seja T helper ou T citotóxicas, o que contribui para a geração da resposta imune celular. Dessa forma, o avanço na engenharia genética tem nos ajudado muito com os estudos das vacinas genéticas, bem como as de vetores virais, e isso tem sido muito explorado.

Como as vacinas de mRNA e DNA, as vacinas de vetores virais são tecnologias modernas, comparadas às tecnologias vacinais que descrevi anteriormente. Mas isso não quer dizer que elas são estratégias vacinais recentes e com poucos dados sobre elas, pois estamos falando de tecnologias que vem sendo estudadas desde o final do século passado. Sim, para as pessoas que acham que essas tecnologias de vetor viral e mRNA usadas para produzir as vacinas contra a Covid-19 foram feitas recentemente, eu informo que elas já são bem estudadas. Nesse ponto, a vacina contra o Ebola foi um marco muito importante, por ter sido a primeira vacina de vetor viral licenciada para seres humanos e ter proporcionado muitas informações que deram suporte ao desenvolvimento de vacinas para seres humanos contra diversos alvos, como a Covid-19.

A vacina contra o Ebola usa um vírus da estomatite vesicular, enfraquecido (atenuado) e modificado geneticamente para carrear uma proteína do vírus Zaire Ebola. O vírus da estomatite usado como vetor viral não causa risco à saúde humana e demonstrou ser uma excelente estratégia, permitindo que a vacina fosse licenciada na Europa em 2019 e usada em vários países para proteger pessoas em áreas de surto, além de montar estratégias de barreira para evitar a disseminação viral, como um tipo de vacinação em anel, que leva o imunizante para o círculo de pessoas próximas daquelas que são infectadas.

Ao falar desta vacina, podemos fazer uma associação com aquelas de organismos atenuados e as de subunidades, não podemos?

Pois elas usam um vírus enfraquecido, mas não inativado/ "morto", e carregam o código genético de uma proteína do Ebola.

Podemos chamar a atenção para mais uma questão sobre a vacina do Ebola: a de que essa tecnologia usa um vírus atenuado que pode se replicar. Aproveito para dizer que as vacinas de vetores virais podem ser classificadas como vetores virais replicantes e vetores virais não replicantes.

O exemplo da vacina do Ebola é excelente para falar sobre uma estratégia que deu certo. Porém, tudo sempre precisa ser muito claro, sem omitir resultados. Falo isso, pois esse foi um dos grandes problemas com a vacina Sputinik V, que foi "vendida" como uma vacina de vetor viral não replicante, mas as análises por agências reguladoras independentes das fabricantes do produto mostraram que o vetor viral replicava. Além disso, o corpo técnico da ANVISA não teve o devido acesso aos centros de pesquisa que produziram os insumos farmacêuticos ativos para produção dessa vacina. Para gerar ainda mais desconfiança, anunciou-se que os testes clínicos de Fase 1 e 2 com a Sputinik V iniciariam em junho de 2020. Pouco tempo depois, em agosto do mesmo ano, essas vacinas foram anunciadas como sendo "a primeira vacina contra a Covid-19 licenciadas para uso humano no mundo", nesse caso, o mundo era a Rússia. Isso conduziu essa vacina para imunização de milhões de pessoas sem a Fase clínica 3, que é de extrema importância para validar uma vacina antes de imunizar em massa a população. Além disso, apenas dois meses, ou menos, de estudos clínicos com essa vacina é um período muito curto, e não houve divulgação de estudos pré-clínicos para que tivéssemos um maior entendimento sobre esse imunizante.

Bom, esse jogo político que pode expor a humanidade não é digno de qualquer tipo de respeito, mas as estratégias vacinais com vetores virais, inclusive a replicante, sim, por terem gerado resultados incríveis. Lembra que comparei os vetores virais replicantes com as vacinas de vírus atenuado? Pois é, elas carregam consigo a capacidade de replicação e produção de novas partículas virais, ao mesmo tempo que entregam os antígenos alvos da vacina que queremos desenvolver. Além disso, a replicação viral e a utilização do vírus natural, inteiro sem inativação, geram as vantagens da tecnologia de organismos atenuados como uma fonte de antígenos mais duradoura, comparada às demais tecnologias, consequentemente tendo a capacidade de gerar uma imunidade mais robusta, tanto para produção de anticorpos como para indução de células T. Outrossim, essas vacinas tendem a gerar imunidade duradoura com apenas uma imunização, ou uma única dose de reforço. O desenvolvimento de vacinas de vetores virais não replicantes tem sido outra estratégia excelente, e levou à produção das vacinas AstraZeneca/Oxford e Janssen, através de uma "espécie de inativação" do vírus vetor. Parece que a história é um eterno ciclo, não acha?

Bom, vamos entrar um pouco na tecnologia de vetores virais não replicantes. Como o próprio nome já diz, esses vírus são utilizados como vetores e não se replicam, pois alguns dos componentes que permitem sua replicação são retirados ou modificados laboratorialmente. É como se "cortássemos os testículos dos vírus" — dessa forma, mesmo deixando o "pênis" não haverá reprodução. A consequência da falta da replicação viral é que não serão produzidas novas partículas vacinais (como as partículas do Coronavírus ou do Ebola) além daquelas que foram inseridas do vetor. Isso acontece porque assim que o vetor viral estiver nas células, ele vai "descarregar" o RNA com o código genético para produzir as proteínas de interesse. Em seguida, o vetor viral será removido de forma natural, como acontece com qualquer outro vírus que passou a ser inofensivo. Se houvesse a replicação, mesmo que de forma atenuada e menos intensa, haveria a saída dos vetores virais das células infectadas inicialmente para outras células, o que geraria a produção de mais partículas de proteínas vacinais, fazendo com que a vacina gerasse imunidade mais robusta e duradoura. Como sempre falo, cada tecnologia carrega suas vantagens e desvantagens. Enquanto essa estratégia perde um pouco da capacidade de ativação do sistema imunológico, e requer mais imunizações, ela carrega em si uma maior segurança, com efeitos colaterais mais leves do que as vacinas de vetores virais replicantes, ou de organismos atenuados.

Para "cortar as bolas" dos vírus vetores e impedir que se repliquem, assim como para montar estratégias que possibilitem a inserção de partículas de outros microrganismos, ao mesmo tempo que mantemos a estabilidade, há uma série de trabalhos bem complexos, embora o conhecimento atual nos possibilite fazer isso de forma bastante eficiente. Para tanto, simplificadamente, a gente precisa fazer o desenho molecular do vetor viral e do fragmento de outro vírus que nos interessa desenvolver a vacina, para o vetor carrear. Isso será feito através de avaliação computacional, para analisar a estabilidade genética dessa fusão e prosseguir com a clonagem de um novo vetor quimérico. Em seguida, é necessário selecionar e testar a melhor linhagem celular para produzir as vacinas laboratorialmente, e padronizar as condições de produção e purificação desse vírus Frankenstein (vetor viral), de uma forma que a gente consiga gerar um produto de alta qualidade, com eficiência e segurança. A maioria desses processos também é utilizada para as vacinas de vetor viral replicante, a diferença é que no caso dos replicantes, utiliza-se um vírus enfraquecido, sem "castrar", "cortar as bolas", e torná-los incapaz de replicar. Vou além e te digo que todo esse processo é aplicado para quase todas as vacinas, pois quase sempre há a necessidade de fazer desenhos genéticos e avaliação computacional, averiguação de estratégias de produção e purificação das vacinas com uma gama de técnicas de biologia molecular. "Apenas" detalhes técnicos que mudam o resultado do composto vacinal.

Além dessas questões, um ponto-chave que define o desfecho da utilização dessa tecnologia de vetor viral é a escolha do vetor e a imunidade preexistente contra ele. Vamos entender melhor essa afirmativa. Lembre-se que essa tecnologia usa um vírus que não causa danos significativos à saúde humana, ok? E que esses vetores virais, após a modificação de sua estrutura e inserção de um código genético de parte de outro microrganismo — como o Coronavírus e o Ebola —, são inoculados em nossos corpos e precisam entrar em nossas células para que o código genético daqueles microrganismos seja traduzido em proteínas e, assim, o sistema imunológico as reconheça como estranhas e responda, produzindo anticorpos específicos e ativando as células T, como exemplo. Bom, mas se existir imunidade prévia contra os vetores virais, pode acontecer de eles não chegarem em nossas células, como é esperado, e as proteínas de interesse vacinal não serem devidamente produzidas. Dessa forma, a vacina não funcionará da maneira desejada. Por isso, a escolha dos vetores virais é de extrema importância, e isso tem acontecido através de múltiplos vetores ao longo das últimas décadas. Mas, mesmo com a escolha do vetor correto, o uso contínuo da mesma vacina tende a diminuir sua efetividade, pois as imunizações complementares vão sendo neutralizadas por anticorpos específicos previamente produzidos contra os vetores, e podem impedir que a vacina (vetor viral) chegue em nossas células para sintetizarem as proteínas vacinais. Essa é uma desvantagem que devemos considerar para montarmos estratégias que superem essa barreira, principalmente quando são necessárias múltiplas imunizações de reforço, como está acontecendo com a vacinação contra a Covid-19. Uma dessas estratégias é com a vacinação heteróloga, ou seja, aplicar a dose de reforço com vacinas diferentes. Por isso sempre digo que nunca devemos dispensar qualquer vacina, pois podemos utilizar o melhor que cada uma pode oferecer. Todavia, quando não temos mais de um imunizante, podemos montar outras estratégias para contornar esse problema, como a utilização de doses mais altas, e desenhar vetores virais nos quais removemos pequenos antígenos que sejam imunopredominantes. Ou seja, sempre deve haver uma forma de contornar um problema, inclusive utilizando os vetores virais replicantes e evitando a necessidade de doses de reforço, para aplicar na maioria da população, com exceção dos grupos mais suscetíveis, como os imunossuprimidos.

As pesquisas com vetores virais têm gerado excelentes resultados, sendo os estudos com o Adenovírus humano um dos que têm mais contribuído para o desenvolvimento tecnológico vacinal — inclusive quando geram resultados inesperados, como aconteceu com o Adenovírus humano sorotipo 5, que no início desse século mostrou baixa eficácia em ensaios clínicos quando usado para desenvolver uma vacina contra o HIV, apesar dos excelentes resultados em estudos pré-clínicos, com modelos animais. Inclusive, é importante lembrar de quando o ex-presidente Jair Bolsonaro associou, irresponsavelmente, as vacinas contra a Covid-19 com a AIDS, distorcendo completamente as informações, gerando caos e medo em parte da sociedade. Cito esse exemplo pois o estudo que deve ter levado à essa associação da vacina da Covid-19 com AIDS pelo ex-presidente foi com vacinas que usam Adenovírus como vetor viral para produzir uma vacina em teste contra o HIV, como acabei de citar. E os Adenovírus são a base do desenvolvimento das vacinas contra a Covid-19 da Janssen e da AstraZeneca (essa é com um Adenovírus não humano). Só para esclarecer melhor esse caso, basicamente o que o ex-presidente fez foi pegar uma matéria publicada na revista Exame em outubro de 2021, com o título "Algumas vacinas contra a Covid-19 podem aumentar o risco de HIV", e distorcer ainda mais as informações. Pois, na verdade, o que houve foi uma publicação não científica, oriunda de uma correspondência, na revista científica The Lancet para falar da preocupação com o uso de um vetor de Adenovírus tipo 5. Nessa correspondência alerta-se sobre o Adenovírus 5 que estava sendo usado em estudo de vacina contra a Covid-19, pois havia estudos feitos há mais de uma década com uma vacina de vetor viral contra o HIV utilizando o Adenovírus 5. Nessa correspondência, os cientistas lembram que os resultados da vacina contra o HIV com o Adenovírus 5 sugeriam um risco maior de homens soropositivos para o HIV desenvolverem a AIDS quando foram imunizados com essa vacina. Ainda chamaram atenção para o fato de que o risco era maior para homens não circuncidados que relataram ter praticado sexo anal desprotegidos com parceiros soropositivos para o HIV. Enfim, uma série de asneiras, sem comprovação científica, mas tentando demonstrar que o Adenovírus poderia expor as pessoas a desenvolverem a doença AIDS. Ao mesmo tempo, na correspondência publicada no The Lancet fica escancarada uma série de preconceitos e tendências religiosas, quando é feita uma relação de *causalidade*, ao invés de *casualidade*, entre pessoas não circuncidadas e o desenvolvimento da doença AIDS — assim como falando o óbvio: pessoas que fazem sexo sem preservativo tem maior chance de se infectar com o HIV e desenvolver a AIDS. Nota-se o tempero preconceituoso ao falar de sexo anal sem esclarecer que isso pode acontecer com qualquer pessoa que pratique sexo sem preservativo, seja anal, vaginal ou o escambau. E, claro, o Jair Bolsonaro propagou de maneira ainda mais distorcida as informações.

Ainda faço mais um adendo de que nenhuma das vacinas usadas aqui no Brasil usa o Adenovírus 5. A única possibilidade seria se tivéssemos importado a vacina desenvolvida pela Rússia, a Sputinik V, que usa esse sorotipo, mas não apenas o Adenovírus 5, visto que contém duas versões: uma com o Adenovírus 26 e outra com o Adenovírus 5 para a dose de reforço, como estratégia para contornar a imunidade contra o vetor viral produzida na primeira imunização, como discutimos há pouco tempo. Mesmo assim, não há qualquer possibilidade de as vacinas contra a Covid-19 causarem AIDS, como foi propagado de forma leviana.

O fato de a vacina contra o HIV que usava o Adenovírus 5 ter mostrado baixa eficácia em estudos clínicos pode ter a relação com o fato de grande parte dos adultos já terem anticorpos contra esse sorotipo viral, consequentemente os anticorpos neutralizam o vetor viral e impedem que a vacina chegue nas células das pessoas imunizadas e produzam a proteína do HIV. Ou, simplesmente, a vacina falhou por diversos outros motivos, como todas as outras tentativas de desenvolver vacinas contra o HIV, que não foram bem-sucedidas a ponto de ser licenciada para uso humano.

No caso das vacinas contra a Covid-19 usadas aqui no Brasil, e que usam vetor viral, a Janssen usa o Adenovírus 26. Essa estratégia não faz a utilização de Adenovírus diferentes para doses de reforço, como acontece com a Sputinik, mas trata-se de uma vacina não replicante, diferente da Sputnik V. O Adenovírus 26 é bastante conhecido, tendo sido isolado pela primeira vez na década de 1950, e está associado com sintomas gripais leves em seres humanos. Além disso, uma das razões para esse Adenovírus ser amplamente utilizado é a baixa frequência de anticorpos encontrados na população que sejam específicos para ele. Contra o Adenovírus 5, a frequência é maior. Porém, as tecnologias atuais permitem que parte desses vírus seja modificada, a ponto de escapar dos anticorpos prévios e fazer com que a vacina funcione muito bem, como tem acontecido. No caso da vacina AstraZeneca/Oxford, o Adenovírus utilizado foi um proveniente de macaco, consequentemente, a chance de haver imunidade prévia era muito pequena, além de estudos mostrarem que esse Adenovírus não causa doenças em seres humanos.

## 8.5. Vacinas Genéticas — Aquelas que Usam DNA e mRNA

Temos discutido bastante no decorrer deste livro que um dos grandes desafios no desenvolvimento de vacinas é na montagem de estratégias capazes de induzir uma resposta imune celular, em especial a resposta de células Th1 e T citotóxicas. Para isso, é necessário que as células apresentem antígenos proteicos aos linfócitos T através das moléculas de MHC classe I (para os linfócitos T citotóxicas) e II (para os linfócitos T helper), juntamente com outros componentes que façam com que as células T helper se diferenciem em Th1. Bom, as primeiras vacinas produzidas conseguiram fazer isso porque utilizavam o organismo vivo atenuado. No entanto, tivemos que buscar outras estratégias, pelos motivos que discutimos anteriormente. Assim como as estratégias vacinais com organismos vivos têm a capacidade de induzir tais respostas, os vetores virais também têm esse perfil, o que nos direciona a compreender e criar plataformas vacinais que sigam caminhos de ativação da resposta imune, similares às vacinas de organismos "vivos". Um exemplo é a tecnologia de vacinas de DNA que, assim como os vetores virais, contêm genes que carregam códigos para serem codificados em proteínas, que são os componentes vacinais para gerar a resposta imune específica para o que foram projetadas. A tecnologia de DNA baseia-se na construção de um DNA recombinante plasmidial, como as moléculas circulares do DNA de bactérias, contendo sequências genéticas de interesse para desenvolver as vacinas. Consequentemente, esse DNA vacinal vai precisar chegar nas células do corpo imunizado para produzir a proteína e estimular o sistema imunológico de forma específica contra a doença que a vacina foi projetada para defender. Assim como acontece com as vacinas de vetores virais, a tecnologia de DNA carrega intrinsicamente a possibilidade de produção de proteínas dentro das células do hospedeiro e apresentação para as células T do sistema imunológico. Isso é muito bom, teoricamente, mas existe a dificuldade de fazer com que o DNA vacinal chegue na parte interna das células, como acontece com o vetor viral, pois uma série de processos naturais fazem com que os vírus infectem as células "sem a nossa ajuda"— ao contrário do DNA vacinal, que necessita de estratégias para entrar na célula de quem receberá esse imunizante. Várias estudos têm sido feitos para superar essa questão, desde a avaliação da melhor forma de injeção da vacina de DNA até o desenvolvimento de componentes para bombardear esse DNA vacinal para o interior das células, como a utilização de técnicas chamadas de gene-gun, que funcionam como se fossem uma arma para bombear o gene (DNA) para dentro das células, como a eletroporação, que basicamente é um estímulo elétrico no tecido após a injeção da vacina de DNA, que ajuda a permeabilizar a membrana celular e facilita a entrada do DNA vacinal. Sem sombra de dúvida essas são técnicas aplicáveis sem risco de gerar qualquer prejuízo ao corpo humano.

Mas, pare e pense, o que poderia acontecer se nesse período de pandemia, com tantas fake News, houvesse a necessidade de usar um aparelho para aplicar a vacina através de um "choquezinho" em nossa pele?

Nem precisava que fosse uma pistola de vacinação, do tipo que foi usada em campanhas mundiais de erradicação da varíola, ou como aconteceu aqui no Brasil quando, em 1975, foi criada a Campanha Nacional de Vacinação Contra a Meningite Meningocócica.

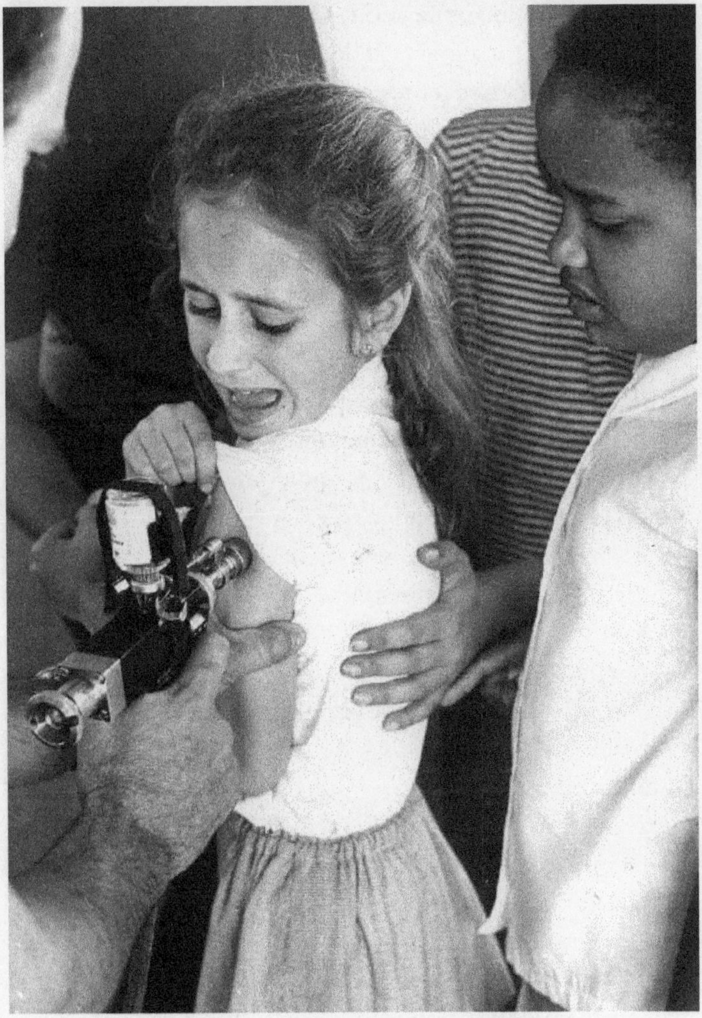

Figura 14. **Pistola de Vacinação Campanha Nacional de Vacinação Contra a Meningite Meningocócica.**

*Fonte da imagem:* https://www1.folha.uol.com.br/equilibrioesaude/2020/02/assim-como-a-china-brasil-ja-censurou-dados-sobre-surto-durante-ditadura.shtml.

Consegue imaginar o que o movimento antivacina iria criar para aterrorizar a sociedade?

As fake News recentes que dizem que estão sendo inoculados chips junto com as vacinas para controlar as pessoas, e que as vacinas iriam mudar nosso DNA, continuariam sendo insanidades, porém mais leves se comparadas ao que poderia surgir se usássemos algum aparelho que chamasse muita atenção neste período de grande força negacionista. Aproveito para dizer que as questões práticas são sempre levadas em consideração durante o desenvolvimento de vacinas. Além disso, adoraria que as vacinas transformassem meu DNA para eu me tornar um X-Men, tipo o professor Xavier ou o Magneto, mas já me conformei que não será possível e voltei à sanidade.

De volta à realidade das vacinas, existem estudos que comparam a imunogenicidade induzida pelas vacinas de DNA com as de vetores virais, e estas (vetores virais) induzem respostas imunes mais robustas em animais e em seres humanos. Claro que isso não significa que as vacinas de DNA não sejam excelentes, pois seria desperdiçar características formidáveis que podem ser úteis no desenvolvimento de várias vacinas, desde as profiláticas até as terapêuticas.

Temos exemplos que mostram que deixar uma tecnologia de lado por não ter resolvido alguma dificuldade científica não é inteligente, como aconteceu com a tecnologia de mRNA no começo da década de 1990. Pois é, os primeiros trabalhos publicados com o uso de mRNA como estratégia vacinal, ou inserção de mRNA sintético para expressar a proteína intracelularmente, foram por volta de 1990, mas ficaram estagnados por muito tempo, pois existem moléculas em nossos fluidos corporais, chamadas de RNAses, que destroem moléculas de RNA quando as encontram sem a devida proteção. Dessa forma, as partículas de mRNA injetadas em corpos de animais na década de 1990, eram facilmente destruídas. Com isso, por falta de estratégias para proteger as moléculas de mRNA quando entram em nosso corpo, essa tecnologia foi subestimada e as tecnologias de DNA passaram a ser as “queridinhas” para os estudos com vacinas genéticas.

Era inegável que a ideia de projetar RNA mensageiro era genial, pois ao invés de produzir proteínas em laboratório, como acontece com as vacinas de subunidades e VLPs, era possível inocular um código genético que usaria nossa maquinaria celular para produzir as proteínas vacinais.

Você pode perguntar: não era a mesma intenção das vacinas de vetor viral e de DNA?

Te digo que sim, o princípio é parecido, mas no caso do mRNA há um ponto estratégico que foi aprimorado. Por exemplo, o mRNA é traduzido em proteína assim que entra no citoplasma das células, após encontrar o ribossomo (molécula celular responsável pela síntese de proteínas). No caso das vacinas de DNA e vetores virais, essas moléculas precisam chegar em nossas células e transcrever uma molécula de mRNA para que essa vá ao encontro do ribossomo e traduza em proteína. Parece ser bobagem e apenas mais uma etapa que acontece naturalmente em nossas células, mas nesse processo de gerar uma cópia do mRNA através do código genético das vacinas de vetores virais e de DNA, podem ocorrer mutações que façam com que a proteína final não seja fidedigna àquela projetada. Claro que isso também pode acontecer com as vacinas de mRNA, mas a chance é muito menor. Outro fator importante para relembrar é que com as vacinas de mRNA não existe o problema de imunidade prévia como acontece com os vetores virais, como previamente discutido, nem a dificuldade de entrar nas células, como acontece com as vacinas de DNA. Como discutiremos a seguir, essa questão foi resolvida.

Claro que para que o uso das moléculas de mRNA fosse factível, era preciso superar uma série de barreiras fisiológicas. Uma delas, como citei há pouco, são as RNAses, um componente natural e abundante em nosso organismo. Mas não apenas essas moléculas, pois existem outros fatores que precisam ser levados em consideração para que o mRNA não seja degradado quando injetado em nosso organismo. Da mesma forma, ele precisa ser internalizado pelas células-alvo, e ainda escapar dos endossomos (compartimento formado pela membrana de célula eucariótica no processo de endocitar, internalizar, algum componente). Isso é de extrema importância, pois os endossomos contêm diversas moléculas que destroem facilmente os mRNAs antes mesmo de eles alcançarem o ribossomo no citoplasma. Por isso, os estudos nessa área têm sido longos, mas tiveram um enorme avanço na última década, principalmente com o desenvolvimento de partículas para encapsular e entregar o mRNA no interior das células. Além desses fatores, existe uma questão de extrema importância para que essas vacinas sejam desenvolvidas: a criação de partículas de mRNA estáveis, algo que não é fácil devido à natural instabilidade dessas moléculas.

Levando em consideração esses desafios, diversos estudos conduziram à produção de mRNAs estáveis, assim como à geração de nanopartículas que encapsulam, protegem e entregam o mRNA às células-alvo. Existe uma variedade de materiais usados para o desenvolvimento de nanopartículas para a entrega de mRNA, como as nanopartículas lipídicas (capsulazinhas de gordura), de grande sucesso para produzir as vacinas contra a Covid-19 licenciada para uso humano, a exemplo da Pfizer e da Moderna. Os estudos foram exaustivos até chegar a esse feito, desde pesquisas com as nanopartículas lipídicas como carreadoras de mRNA para produzir vacinas contra doenças infecciosas, a uma gama enorme de trabalhos com essa tecnologia para prevenir e tratar doenças crônicas, como câncer e várias outras patologias. Com esses estudos, sempre existe o desafio de levar essas formulações às células e tecidos específicos que almejamos, como as células e órgãos linfoides, para que a imunidade seja devidamente desenvolvida. Para que as dificuldades sejam superadas, geralmente os trabalhos são multidisciplinares, com profissionais de diversas capacitações, pois é necessário nos aprofundarmos na biologia estrutural, molecular, genética, biofísica, bioquímica, fisiológica etc., visto que existem propriedades físico-químicas e estruturais de compostos que são fundamentais no processo de entrega celular. Ao mesmo tempo, após os avanços nos estudos, a formulação vacinal tem demonstrado uma eficácia impressionante, assim como fácil formulação — com uma simples e rápida mistura desses compostos vacinais.

Muito tem se questionado sobre a segurança dessas vacinas, por serem vacinas recentemente licenciadas para uso humano. Mas, como falei, essa tecnologia não é tão nova assim, pois vem sendo estudada há mais de trinta anos, a ponto de chegarmos em uma plataforma vacinal não infecciosa e sem potencial mutagênico. Por exemplo, após a tradução do mRNA em proteína, ele é degradado de forma fácil e rápida por processos naturais, como acontece com todos os demais mRNAs que estão a todo tempo sendo traduzidos em proteínas que dão estrutura ao nosso corpo. Com isso, o risco de toxicidade é praticamente inexistente.

Por fim, é importante ressaltar mais alguns fatores relacionados a essa tecnologia: algo que é uma luta enorme para nós desenvolvedores de vacinas é a aquisição do produto final da vacina. Sim, o produto final, aquele composto que é capaz de estimular o sistema imunológico. Com essa tecnologia, foi possível obter proteínas produzidas pelo nosso próprio corpo, que faz isso de forma excepcional, pela natural adaptação evolutiva. Toda a maquinaria celular para tradução de proteínas faz com que o mRNA seja a base para gerar proteínas com características totalmente funcionais e capazes de estimular a resposta imunológica humoral, ou seja, para produção de anticorpos, assim como células, tanto as Th1, quanto as células T citotóxicas, além de abrir uma porta que nos direciona a uma longa jornada de descobertas e aplicabilidade dessas novas tecnologias devido à sua plasticidade.

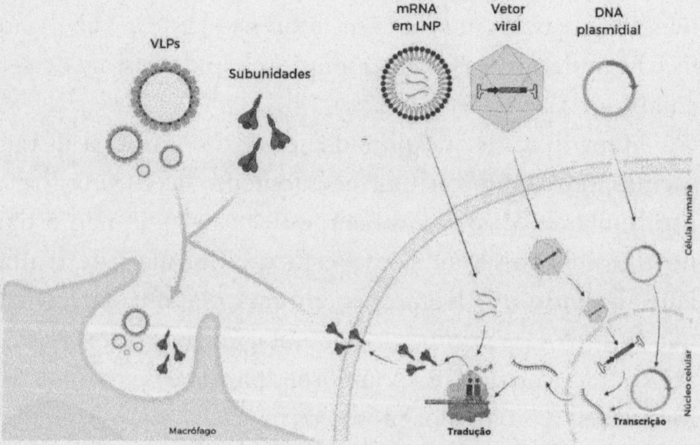


FIGURA 15

# 9. Etapas Para o Desenvolvimento de Vacinas

Já falei sobre o sistema imunológico e a importância de conhecê-lo para podermos desenvolver vacinas eficazes e seguras. Falei também sobre os tipos de imunizações, as tecnologias vacinais e suas características etc., mas ainda falta discutir com mais detalhes sobre os caminhos que precisam ser trilhados para termos uma vacina licenciada para uso em seres humanos. Esse processo é longo, pois precisamos conhecer o alvo, seja um vírus, uma bactéria, um protozoário, um verme etc., para selecionar onde atacaremos e quais armas, tecnologias, que iremos usar. Com isso, devemos estimular corretamente o sistema imune, produzir a vacina em boas condições laboratoriais, fazer testes *in vitro, in vivo* com animais de pequeno porte, assim como em primatas não humanos — tudo sob a aprovação dos comitês de ética responsáveis —, para então solicitarmos a liberação dos estudos clínicos, ou seja, em seres humanos. Portanto, nesta parte do livro, vou falar com mais detalhes sobre todo o processo de criação de vacinas, além do que já foi dito, pois o desenvolvimento de vacinas não é algo simples ou trivial e requer o cumprimento de várias etapas.

Além das questões técnicas, precisamos pensar de maneira prática quanto aos interesses envolvidos no desenvolvimento de vacinas, sejam os da população que receberá os imunizantes, seja sobre de onde surgirá o financiamento, que pode vir do poder público ou privado. Para isso, uma das primeiras ações é determinar o quanto a sociedade pode ser afetada pela doença que queremos prevenir e qual população está sendo atingida por essa enfermidade. Se levantarmos informações generalistas, citando os problemas de saúde pública que uma determinada doença causa, sem especificar dados concretos e os prejuízos gerados, tanto na população quanto economicamente, pode acreditar que a vacina não será desenvolvida. Quando trabalhamos "apenas" as questões de saúde pública, o suporte poderá vir de fundos destinados à pesquisa, mas de forma limitada, o que impossibilita os estudos clínicos, que são extremamente custosos. Mas, se levarmos em consideração apenas o financeiro, podemos não ter a inteligência científica dedicada ao cumprimento do trabalho. Precisamos juntar a emoção e a inteligência dos idealistas com a praticidade do capital financeiro.

Para determinar o impacto da doença, podemos utilizar indicadores de frequência com que isso acontece, assim como a morbidade, mortalidade, uso de recursos da saúde, qual custo financeiro a doença gera para a sociedade e o quanto a população ganhará com a prevenção — nesse caso, utilizando a melhor arma contra doenças infecciosas, que é a vacina. Nesse levantamento de indicadores é importante colocar de um lado a morbidade e a mortalidade causada pela doença — utilizando os compostos já existentes para combater a doença; do outro lado, coloca-se o investimento que será feito com o desenvolvimento da vacina, assim como sua distribuição para a sociedade, e como será importante para a sociedade nos mais diversos setores.

Após decidir-se que há a necessidade da criação de vacinas para determinado alvo, e que o custo-benefício será vantajoso para a sociedade (sempre é, mas precisamos provar), a gente segue para as etapas do desenvolvimento prático dos imunizantes. Isso não quer dizer que antes de começarmos a produção da vacina, não exista todo um trabalho científico, pelo contrário, pois é necessário ter equipes que conheçam a fisiopatologia da doença e o agente causador, além de entender como ele se propaga. Com isso, a gente pode escolher os melhores caminhos para o desenvolvimento das vacinas, aproveitando os avanços tecnológicos e o conhecimento estabelecido pela ciência para gerarmos produtos que sejam acessíveis à comunidade. Isso vai incluir a escolha das tecnologias, a forma de desenvolvimento, os testes, já visando a sua produtividade em escala indústria. Claro que, quando afeta a humanidade inteira, como acontece com a Covid-19, todo e qualquer investimento dará um retorno extremamente maior do que o investido. Mas, na maioria das vezes, precisamos considerar que os recursos são escassos e que devemos observar o quanto é possível obter de investimento e garantir o financiamento necessário para estudar, criar e implementar uma nova vacina, ou se devemos focar na atualização de alguma já existente.

Além de ter essas questões bem definidas, a equipe que vai desenvolver a vacina precisa ter especialistas dessas três grandes áreas da ciência: 1) conhecimento profundo do sistema imunológico; 2) do causador da doença e 3) das plataformas vacinais. Claro que, para os estudos clínicos, não há a necessidade desse entendimento tão profundo, pois quando avançamos para estudos com seres humanos, a maioria das perguntas relacionadas às vacinas em si já devem ter sido respondidas. Na etapa clínica, a avaliação será específica para a análise do imunizante com seres humanos, desde a segurança à efetividade e durabilidade da resposta imune gerada.

Vamos por partes nas **etapas de desenvolvimento de vacinas**. Primeiro é necessário identificar a causa da doença e qual antígeno será usado para desenvolver a vacina. O sistema imunológico precisa ser direcionado de maneira certa para que a resposta seja cirúrgica.

Durante a **fase pré-clínica**, ou seja, antes dos estudos acontecerem em seres humanos, os compostos vacinais serão estudados *in vitro*, ou seja, fora de um corpo, assim como serão testados com modelos animais, nesse caso *in vivo*. Nessa fase, é importante fazer a seleção das melhores espécies, de preferência com animais de pequeno porte, como camundongos isogênicos, até chegar aos estudos com primatas não humanos. Os objetivos do desenvolvimento das vacinas precisam ser muito bem definidos, pois com isso, diversos testes são feitos nos estudos pré-clínicos, como a avaliação em diferentes idades dos animais, como forma de associar sua aplicação em seres humanos; além disso, estudar a melhor e mais plausível via de administração do imunizante. Por exemplo, é importante saber se a vacinação será aplicada nas vias intramusculares, intravenosas, subcutâneas ou por via oral. Com isso, é necessário padronizar o regime de imunização quanto à concentração da vacina, às doses aplicadas e ao intervalo de imunização, quando não for dose única. Ao mesmo tempo, avalia-se a resposta imune gerada por cada imunizante aplicado, assim como a reatogenicidade. Existem diversas formas de análise de uma vacina, que são muito bem padronizadas e estão disponíveis na literatura. Claro que a capacidade da equipe é fundamental para isso ser bem-feito, pois é necessário saber o que pretendemos conseguir com a vacina, o que ela pode causar e como a avaliação será feita, para que no final dos testes obtenha-se a melhor formulação vacinal, com garantia de qualidade e eficiência. Lembre-se, as informações obtidas serão fundamentais para conseguir a autorização das agências reguladoras, para podermos seguir com os estudos clínicos — e usaremos desde a avaliação físico-químico do produto até os dados dos estudos *in vitro* e *in vivo*.

Falando em encaminhar as informações para as agências reguladoras autorizarem os estudos clínicos, cada uma tem seus parâmetros de análise, mas no geral, exigem todos os dados que mostram a qualidade e pureza da vacina, o local de fabricação do imunizante, os procedimentos aplicados e se eles seguiram as boas práticas laboratoriais de fabricação. Note, não é apenas encaminhar os dados, pois é necessário informar os locais onde os procedimentos foram feitos e disponibilizá-los para que haja avaliação técnica e averiguação de todos os parâmetros que garantam a segurança para os participantes do estudo clínico. Além das informações previamente mencionadas, é preciso definir a fase do estudo clínico, para estabelecer o número de voluntários, a duração do estudo e o perfil de análise que será feita. No geral, como falarei a seguir, as fases de estudos clínicos são muito bem definidas, mas dependendo da urgência e do suporte para a pesquisa, podem ser feitas em conjunto. Por exemplo, executar as Fases I e II ou as Fases II e III ao mesmo tempo, como aconteceu com algumas das vacinas contra a Covid-19 licenciadas para uso humano. É importante deixar claro que antes dos estudos com seres humanos vem a pesquisa pré-clínica, que precisa avaliar diversos parâmetros de efetividade da vacina, como o perfil de imunogenicidade e sua capacidade de gerar proteção, até a avaliação de segurança, seja com uma ou mais doses aplicadas, além da possível toxicidade local ou sistêmica.

Para a ocorrência dos **testes clínicos** é necessário a autorização ética e técnica das agências responsáveis. Precisamos também da autorização dos voluntários para proceder com os estudos. A autorização é feita através da assinatura do "termo de consentimento livre e esclarecido". Esse documento precisa ser lido pelo voluntário da pesquisa e totalmente compreendido. Caso surja qualquer dúvida, é necessário esclarecer antes de proceder com a pesquisa. No documento devem constar informações muito claras, como 1) O título do projeto de pesquisa; 2) Identificação do(a) pesquisador(a) responsável; 3) O local e contato da instituição de pesquisa; 4) O número do comitê de ética em pesquisa; 5) A finalidade do estudo de forma clara e simples para compreensão dos participantes; 6) A população-alvo do estudo; 7) Como será a participação do voluntário. Nessa parte precisa ficar claro que o participante tem total liberdade de desistir de participar do estudo em qualquer fase da pesquisa, sem precisar dar qualquer explicação, e que não terá qualquer prejuízo, assim como pode pedir qualquer informação da pesquisa que ache pertinente; 8) O voluntário precisa saber de todos os riscos e desconfortos que o estudo pode causar, de forma clara e específica, sendo que todos os procedimentos adotados no estudo deverão obedecer aos "Critérios da Ética em Pesquisa com Seres Humanos", para que nenhum dos procedimentos venha a oferecer riscos à sua dignidade; 9) O voluntário precisa ficar ciente de que haverá total confidencialidade das informações coletadas, ao mesmo tempo que não terá nenhum benefício direto com a pesquisa. No entanto, deve-se explicar que a pesquisa vai gerar informações que possam contribuir para a área de estudo previamente definido, como no desenvolvimento de vacinas, por exemplo; 10) É necessário informar que o voluntário não receberá nenhum tipo de pagamento por sua participação, nem terá qualquer despesa; 11) Caso esteja de acordo, é preciso a assinatura do pesquisador responsável e do voluntário em duas vias do documento. Uma via será entregue ao voluntário da pesquisa e a outra ficará em poder do pesquisador.

Tendo essa compreensão inicial, podemos compartimentalizar o desenvolvimento dos estudos clínicos para falarmos separadamente dos estudos de **Fase I, II** e **III**.

Os estudos clínicos de **Fase I** estão relacionados, principalmente, com o objetivo de averiguar a segurança vacinal. No entanto, embora o objetivo primário seja o teste de segurança, nessa fase é possível que os pesquisadores façam análises complementares, como a capacidade da vacina de gerar imunogenicidade. Nesse período o número de voluntários é relativamente baixo, variando de vinte a cem participantes. Apesar de existirem estudos de Fase I com mais de cem voluntários, o mais comum é que o estudo seja feito com dezenas de pessoas, e não centenas como acontece na Fase II. É importante que fique claro que a Fase clínica I tem como objetivo principal a avaliação de segurança, mas não significa que isso se restrinja a ela, pois é importante que em todas as fases dos estudos clínicos a segurança vacinal seja avaliada, inclusive após o licenciamento para uso humano, para que as vacinas apresentem um perfil de segurança muito bem estabelecido após múltiplas, rigorosas e bem-sucedidas análises.

Na Fase clínica II, além de aumentar o número dos voluntários, passando de dezenas para centenas, o foco principal torna-se a avaliação de imunogenicidade provocada pela vacina. Mas, como falei, isso pode ser feito inclusive na Fase clínica I, com menos participantes, e até englobar a avaliação da eficácia vacinal, embora essa última seja característica dos ensaios clínicos Fase III. Nessa fase de estudo, a Fase clínica III, o número de participantes gira em torno de alguns milhares de pessoas. Quanto maior o número dos participantes, maior será a precisão para determinar a eficácia da vacina. Existem diversas variantes para definir o número de participantes. Por exemplo, a população-alvo, as condições de pesquisa e o suporte financeiro, pois estudos clínicos são extremamente caros e pode envolver milhões de dólares para cada etapa dos estudos.

Torna-se importante contextualizar ao momento em que vivemos, porque depois dos estudos para desenvolver a vacina contra a Covid-19 muita gente pode imaginar que todos os próximos estudos seguirão esse mesmo padrão de pesquisa, com a inclusão de dezenas de milhares de pessoas nos estudos. Porém, vale ressaltar que no período de pandemia quase tudo girou em torno da produção das vacinas para controlar as mortes provocadas pela Covid-19, por isso, o investimento foi fora do comum e nos possibilitou inúmeros testes em diversos lugares do planeta. Contudo, depois da pandemia, as coisas tendem a voltar ao "normal", ou seja, uma luta constante para mostrar que a ciência é importante, ao mesmo tempo que imploramos por algum investimento, para que a gente consiga continuar pesquisando e gerando conhecimento e produtos que poderão ser catalogados por grandes empresas, refinados e levemente modificados para gerar patentes e/ou milhões com os produtos gerados. Com isso, as vacinas (ou outros produtos) serão produzidos com a marca das grandes empresas para ganharem um volume de dinheiro que muitos de nós não temos noção. Sim, é desse jeito que muitas vezes acontece: nós pesquisadores-raízes imploramos por algum financiamento e conseguimos algumas migalhas para desenvolver o conhecimento. Despois, isso será publicado, pois gerar e manter patentes não é barato. A consequência é que os produtos que o nosso conhecimento poderia gerar serão "perdidos" para as empresas, pois o suporte científico público é limitado, enquanto os investimentos privados quando vêm, geralmente são acompanhados da exigência de resultados imediatos, algo que não é comum acontecer. Ou seja, estamos todos lascados e assim continuaremos. Mesmo assim, continuamos fazendo ciência, custe o que custar!

Voltando para a Fase dos estudos clínicos III, essa é uma fase determinante para o licenciamento das vacinas, pois além de continuar a avalição de alguns parâmetros iniciados nas fases clínicas anteriores, é nesse momento que definiremos o quanto a vacina realmente nos protege e o quanto mantém os perfis de segurança estabelecidos nos estudos pré-clínicos e clínicos das Fases I e II. Mas, na Fase III, o número de voluntários é bem maior. Inclusive por isso, é possível fazer avaliação com diferentes lotes das vacinas produzidas, que darão informações complementares sobre a qualidade dos imunobiológicos e sobre a possível variação dos locais de produção.

Na fase dos estudos clínicos é preciso a presença de epidemiologistas, entre outros profissionais especializados para desenhar e garantir a aplicação dos estudos de forma que as evidências geradas tenham alto nível de qualidade e confiabilidade. Para isso, é necessário que os estudos sejam controlados com grupos placebo, duplo-cegos e randomizados. É importante compreender esse ponto para entender como chegamos aos resultados que garantem o uso em massa de uma determinada vacina ou medicamento na sociedade.

Primeiro vale ressaltar que esse é o padrão-ouro de estudo. E, quando envolve saúde coletiva, não pode existir outro tipo de análise que não seja a melhor, a mais confiável, a que gere maior poder estatístico e confiança. Não é simplesmente aplicar uma vacina em um grupo e em outro um placebo. Isso tem que ser duplo-cego para que nem os voluntários, nem quem aplica as vacinas, nem quem coleta os dados, possam saber o que está recebendo ou aplicando. Todos precisam estar totalmente isentos de possíveis interferências na pesquisa. Cada equipe tem suas responsabilidades e o resultado precisa chegar para um time independente que trabalhará com eles, catalogando e categorizando cada informação dos grupos vacinados e placebo, e analisando os dados estatisticamente, sem qualquer influência na escolha dos voluntários, obtenção dos dados ou interesse pessoal no estudo. Com essa fragmentação, é possível ter dados disponíveis de todas as etapas do estudo que sejam analisados por grupos de pesquisadores independentes — por exemplo, de uma equipe técnica da agência reguladora, quando for solicitada a aprovação da vacina. Manter os estudos cegos elimina qualquer confusão dos dados devido a possíveis intervenções e tratamento diferencial com os participantes. Também evita que os próprios voluntários possam reportar ou deixar de informar questões cruciais para a pesquisa. Além disso, os dados coletados e analisados não podem ser feitos por quem tem conflitos de interesse na pesquisa, para que não haja qualquer interferência externa no resultado. Isso preserva não apenas a pesquisa e tudo que a envolve, mas também é importante para que a equipe de trabalho fique isenta de pressão externa, pois pode haver interesses financeiros de pessoais muito poderosas, a ponto de exercer alguma influência que afete os estudos. Além disso, é de extrema importância que a pesquisa seja randomizada, aleatória, ou seja, que não haja escolha de quem vai receber o imunizante ou o placebo, para eliminar qualquer influência de variáveis desconhecidas ou imensuráveis, além de tendências incorretas quanto ao efeito da vacina. Por exemplo, se a vacina for aplicada nos grupos com perfil de saúde mais estáveis e o placebo, nos grupos de pessoas mais vulneráveis, não temos garantia de que a proteção gerada foi efeito da vacina ou por causa do próprio sistema imunológico, que teria a capacidade de proteger com ou sem o imunizante. Esse é um exemplo bem simples, mas pode variar bastante, a depender do tipo de estudo clínico que seja feito e os objetivos previamente definidos. O fato é que esse é um tipo de estudo que precisa demonstrar causalidade, não casualidade, como muitas vezes acontece com estudos observacionais. Os relatos observacionais são importantes, mas o que gera resultados comprobatórios são as pesquisas que analisam e mensuram as múltiplas variáveis envolvidas. Dessa forma, é importante ficar bem estabelecido que os rigores científicos precisam ser aplicados por pessoas isentas de interesses pessoais ou financeiros, para não atrapalhar a obtenção dos dados que sejam de interesse coletivo, social, humano, que sirvam à vida.

Bom, com a aplicação dos estudos clínicos e a obtenção dos dados, estes precisarão passar pelo crivo da agência reguladora responsável no país em que se quer licenciar a vacina. Isso sempre vai exigir dados que serão examinados minuciosamente e que comprovem a eficácia e a segurança da vacina.

No momento que a vacina é licenciada, muitas pessoas de fora dessa área de estudo imaginam que a pesquisa acabou, mas não é bem assim, pois há o acompanhamento **pós-licenciamento**, também chamado de ensaios **de Fase IV**. Ao mesmo tempo, é importante que fique claro que, apesar de ser chamado assim, não quer dizer que "as vacinas ainda estão em testes", como foi propagado nesse período de pandemia da Covid-19 — o que levou muitas pessoas a optarem por não se imunizar. Essa desconfiança foi gerada após a distorção das informações pelos grupos antivacinas, ou negacionistas bisonhos, que obrigaram o Brasil ter que lutar contra a pandemia e um monte de pandemônios, como disse meu amigo Gonzalo Vecina. Por isso, é muito importante explicarmos de forma detalhada e clara para que todas as pessoas possam entender, ou seja, falar de forma simples e acessível, sem perder o rigor científico.

Durante os estudos pós-licenciamento, é possível fazer a análise da efetividade da vacina, ou seja, a eficácia real quando analisada em um número elevado de pessoas — geralmente maior do que o número de participantes nos estudos clínico de Fase III. Nesse ponto, vale chamar atenção para a questão do percentual de proteção induzida pelas vacinas, pois muitos imaginam que se uma vacina induz a proteção de 60%, por exemplo, os demais 40% estarão desprotegidos. Pelo amor de Deus, isso quer dizer que a vacina gerou proteção total nos 60% e nos demais 40% houve algum tipo de proteção, como para evitar que a pessoa seja hospitalizada ou que desenvolva a doença grave e até a morte. Claro que é muito difícil que uma vacina gere

100% de proteção, pelos diversos fatores que discutimos neste livro.

Voltando ao momento de análise da efetividade vacinal, dependendo do estudo, é possível fazê-la mesmo antes do licenciamento, ou da autorização definitiva, como aconteceu durante os estudos de vacinas para combater a Covid-19, pois houve estudos com dezenas de milhares de pessoas, e até com cidades inteiras, que geraram resultados robustos e difíceis de serem obtidos em situações normais, que não sejam pandêmicas. Outro ponto importante que acontece na fase pós-licenciamento é a vigilância da segurança das vacinas. Muita gente imagina que esse tipo de análise não continua após o licenciamento vacinal. Pelo contrário, nesse momento a análise é feita como nas fases clínicas anteriores, de forma minuciosa. Mas, pelo fato do número de vacinados após o licenciamento ser bastante elevado, é possível detectar eventos adversos muito raros, que seriam difíceis de serem identificados nas Fases clínicas I, II e/ou III.

Um exemplo de evento adverso muito raro e difícil de identificar durante as fases de estudos clínicos é o acontecimento de doenças autoimunes relacionadas às vacinas. Por existirem diversos relatos do acometimento de doenças autoimunes e sua possível associação com vacinas, torna-se de extrema importância o aprofundamento dos estudos para avaliar se a autoimunidade é causada pela vacina ou por outros fatores. Mas não é algo fácil determinar se a vacina induziu a autoimunidade, principalmente porque uma afirmação assim precisa desse apoiar em dados, por exemplo, mostrando os mecanismos patológicos e como foram engatilhados.

Mesmo assim, precisamos entrar nesse mundo complexo e fascinante que é o sistema imunológico, para buscar evidências que provem ou refutem essa hipótese, e que nos deem armas para lutarmos contra doenças que podem afetar o bem-estar pessoal e social. Para buscar evidências que provem, ou não, que as vacinas podem ser gatilhos para autoimunidade, a gente pode seguir os caminhos para averiguar os mecanismos que causam a doença autoimune. Primeiro é importante entender que, para existir uma doença autoimune, a pessoa deve ter predisposição genética, que pode ser desencadeada por fatores ambientais, como infecções bacterianas, virais e, como tem sido debatido, a possibilidade de as vacinas, também, desencadear essas doenças.

No caso dos microrganismos, como bactérias, isso pode acontecer quando antígenos bacterianos são reconhecidos pelo sistema imune como sendo semelhantes ao do próprio hospedeiro. Essa é uma estratégia evolutiva do patógeno, mas que pode acarretar sérios problemas para nós. Um exemplo clássico de doença autoimune devido a infecção bacteriana é a síndrome de Guillain-Barré (síndrome provocada quando o sistema imunológico ataca os próprios nervos), pois existem algumas bactérias que expressam moléculas capazes de mimetizar os gangliosídeos — moléculas encontradas em grande quantidade nas membranas de revestimento das células nervosas que podem fazer com que a resposta imune, que deveria ser específica contra a bactérias, exacerbe-se para os nervos do próprio indivíduo. Além das bactérias, existem vírus que utilizam essas moléculas quando se incorporam na membrana das células infectadas. Embora seja uma explicação simples para uma questão complexa, é possível avaliar que há uma gama de detalhes que torna complicado afirmar como a vacina engatilha a síndrome de Guillain-Barré, ou outras doenças autoimunes, da mesma forma que expliquei as infecções naturais e alguns caminhos possíveis para que ocorram. Vale ressaltar que mesmo que a vacina possa engatilhar a resposta autoimune, isso é raríssimo e muitas vezes só pode ser notado quando a vacina é injetada em milhões de pessoas, para então surgir em alguém com predisposição genética.

Além dessa via que citei, em que antígenos dos microrganismos podem induzir autoimunidade, existem os chamados mecanismos não específicos. Basicamente, isso pode acontecer através da infecção ou, possivelmente, pela vacina, que gera uma resposta imunológica capaz de reconhecer antígenos próprios como estranhos. Todos são mecanismos que requerem um pouco mais de base sobre o sistema imune para poder aprofundar essa explicação, algo que não é o objetivo deste livro. Mas é importante citar essa questão para não parecer que estou omitindo possíveis efeitos colaterais graves provocados pelas vacinas, mesmo que raríssimos.

É igualmente importante esclarecer que uma vacina não é licenciada sem a aplicação de estudos criteriosos, capazes de gerar dados robustos desde a pesquisa pré-clínica até os estudos com seres humanos, e que tenha parâmetros imunológicos e clínicos muito bem estabelecidos, com precisão e relevância, além do rigoroso gerenciamento dos dados que os estudos geram. Além disso, todas as agências reguladoras respeitadas internacionalmente, não importa o formato dos documentos exigidos, terão os mesmos princípios e exigirão que as empresas ou institutos de pesquisa forneçam dossiês com as informações das técnicas aplicadas, assim como os dados da pesquisa pré-clínica e clínica, que demonstrem a eficácia e a segurança da vacina. Por isso, as vacinas licenciadas para uso humano têm por característica apresentar mais benefícios que riscos.

Para concluir esta leitura, espero que o livro tenha sido bem compreendido nos mais diversos aspectos, assim como que possamos direcionar um futuro de luz com essa ferramenta, que é a melhor para combater doenças infecciosas, mas não é a única. Que as vacinas possam avançar de maneira sólida para terapias, sempre levando em consideração todos os rigores científicos para seu desenvolvimento, abrindo portas para que tudo na ciência e na vida seja aperfeiçoado. Nunca esqueça de que, por princípio, a função da ciência é servir à vida nas mais diversas formas. Não podemos fechar os olhos para o fato de termos avançado tanto com a ciência e vermos múltiplas doenças negligenciadas, que não têm vacinas e continuam maltratando bilhões de pessoas, especialmente aquelas que estão nas classes mais carentes, em sua grande maioria as marginalizadas, afligidas pela pobreza, por guerras, sem acesso a condições básicas de vida, como água potável e saneamento. Essas doenças negligenciadas são causadas por vírus, bactérias, fungos, helmintos e protozoários que nos obrigam a refletir e analisar o que fizemos de correto para desenvolver vacinas tão rapidamente contra a Covid-19, mas "fracassarmos" com doenças que já conhecemos há tanto tempo e destroem milhões de vidas todos os anos.

## Coleção MyNews Explica

MyNews Explica Evangélicos na Política Brasileira – Magali Cunha
MyNews Explica Eleições Brasileiras – Luis Felipe Salomão e Daniel Vianna Vargas
MyNews Explica Budismo – Heródoto Barbeiro
MyNews Explica Pesquisas Eleitorais – Denilde Holzhacker
MyNews Explica a Rússia Face ao Ocidente – Paulo Visentini
MyNews Explica FakeNews na Política – Rodrigo Prando e Deysi Cioccari
MyNews Explica Como morar nos EUA – Rodrigo Lins

## Próximos lançamentos

MyNews Explica Economia – Juliana Inhasz
MyNews Explica Sistemas de Governo – Denilde Holzhacker
MyNews Explica Buracos Negros – Thaísa Bergman
MyNews Explica Algoritmos – Nina da Hora
MyNews Explica Astronomia – Cássio Barbosa
MyNews Explica Política nos EUA – Carlos Augusto Poggio
MyNews Explica Interculturalidade – Welder Lancieri Marchini
MyNews Explica Liberalismo – Joel Pinheiro da Fonseca
MyNews Explica Fascismo – Leandro Gonçalves; Odilon Caldeira Neto
MyNews Explica Integralismo – Leandro Gonçalves; Odilon Caldeira Neto
MyNews Explica Comunismo e Socialismo – Rodrigo Prando
MyNews Explica Exoplanetas – Salvador Nogueira
MyNews Explica a Inflação – André Braz
MyNews Explica o Diabo – Edin Sued Abumanssur
MyNews Explica Relações Internacionais – Guilherme Casarões

MyNews Explica Nacionalismo x Globalização: a polarização do nosso tempo – Daniel Souza e Tanguy Baghadadi
MyNews Explica Estabilidade Mundial – Daniel Souza e Tanguy Baghadadi
MyNews Explica Mulheres na Política Brasileira – Manuela D'Avila
MyNews Explica HIV ou A Cura da AIDs – Roberto Diaz
MyNews Explica Comportamento e Saúde Financeira – Jairo Bouer
Mynews Explica Galáxias Distantes – Ricardo Ogando
MyNews Explica Negacionismo – Sabine Righetti e Estevão Gamba
Mynews Explica Democracia – Creomar Souza
MyNews Explica Trabalho e Burnout – Jairo Bouer